I0798771

Manual para la inspección de buques y emisión de certificados de sanidad a bordo

Manual para la inspección de buques y emisión de certificados de sanidad a bordo

Organización Mundial de la Salud

Catalogación por la Biblioteca de la OMS:
Manual para la inspección y emisión de certificados de sanidad a bordo.

1.Legislación sanitaria. 2.Control de enfermedades transmisibles – legislación. 3.Navíos. 4.Saneamiento. 5.Brotes de enfermedades - legislación. 6.Transmisión de enfermedad – prevención y control. 7.Manuales. I.Organización Mundial de la Salud.

ISBN 978 92 4 354819 7 (NLM classification: WA 810)

Impreso en Francia

Creación / realización: Crayonbleu, Lyon, France

ÍNDICE

PREFACIO

El 23 de mayo de 2005, la 58ª Asamblea Mundial de la Salud aprobó el Reglamento Sanitario Internacional (RSI) (2005), y el Certificado de desratización/exención de desratización requerido en el RSI (1969) fue sustituido por unos certificados de sanidad a bordo de espectro más amplio (CSB), que entraron en vigor el 15 de junio de 2007.

El RSI (2005) establece que los Estados Partes pueden autorizar a determinados puertos a emitir estos CSB y sus extensiones, así como a proporcionar los servicios referidos en el anexo 1 del Reglamento. Los puertos autorizados deben contar, entre otras capacidades, con personal formado para subir a bordo de un buque y para identificar cualquier riesgo significativo para la salud pública, así como para tomar las medidas de control oportunas. Por lo tanto, es imprescindible contar con un procedimiento global operativo y estandarizado para la inspección de buques.

Tras la entrada en vigor del RSI (2005) en junio de 2007, la Organización Mundial de la Salud (OMS), el grupo orgánico de Seguridad Sanitaria y Medio Ambiente (RSI puertos, aeropuertos y pasos fronterizos), desarrolló la Guía técnica provisional para la inspección y emisión de certificados de sanidad a bordo. Esta guía técnica, publicada en agosto de 2007, ayuda a los Estados Partes a llevar a cabo la inspección de buques y la emisión de los CSB.

El presente documento, Manual para la inspección de buques y emisión de certificados de sanidad a bordo, sustituye a la anterior guía técnica provisional, y refleja la necesidad de que exista un entendimiento común en lo referente al propósito y ámbito de aplicación de los CSB en todo el mundo. Es una importante herramienta para ayudar a prevenir y controlar los riesgos conocidos para la salud pública (no solo los roedores), y proporciona una vía común para el registro y comunicación tanto de los eventos producidos como de las medidas tomadas a bordo. El manual está destinado a concienciar a los operadores de medios de transporte y a responder a eventos de salud pública y ofrece la oportunidad de verificar de modo rutinario el estado de salud a bordo al menos dos veces al año.

Este manual debe utilizarse junto con la Guía de sanidad a bordo (OMS 2011) y la Guía médica internacional para buques (OMS, 2007), que están orientadas en un sentido preventivo y curativo de la salud, respectivamente, a bordo de los buques.

El manual se ha elaborado tras múltiples redacciones y revisiones. Para su revisión tuvieron lugar las siguientes reuniones de expertos:

- reunión informal del Grupo de Trabajo de Transportes para certificados de control de sanidad a bordo, Lyon, Francia, 6–8 de noviembre de 2007;
- reunión informal del Grupo de Trabajo de Transportes sobre procedimientos para la inspección y emisión de certificados de sanidad a bordo, Lyon, Francia, 17–19 de diciembre de 2007;
- consulta informal para el borrador de procedimientos para la inspección y emisión de certificados de sanidad a bordo, Lyon, Francia, 14–16 de abril de 2008;
- reunión sobre procedimientos recomendados para la inspección y emisión de certificados de sanidad a bordo, Lyon, Francia, 14–15 de abril de 2009;
- reunión de consulta informal sobre las guías de sanidad a bordo, Lyon, Francia, 12–16 de octubre de 2009.

En mayo de 2010 en la página web de la OMS se publicó una versión pública de consulta de este manual. En el transcurso de las reuniones y las revisiones se contó con participantes y expertos pertenecientes a operadores de cruceros, asociaciones de marinos, Estados Miembros colaboradores del RSI (2005), autoridades responsables del control de los buques por el Estado rector del puerto, autoridades sanitarias portuarias y otros organismos reguladores pertenecientes a diversos países desarrollados y en vías de desarrollo. La sección de agradecimientos contiene una lista detallada de los colaboradores.

Entre 2008 y 2010 se llevaron a cabo diversos talleres y actividades de campo a nivel subregional, regional e interregional. Participaron expertos de todas las regiones de la OMS, y los talleres brindaron la oportunidad de revisar la guía técnica provisional previa y probar el borrador del nuevo manual, mediante ejercicios de entrenamiento a bordo de buques. Los talleres y actividades de campo fueron respaldados por las oficinas regionales y de país de la OMS, así como por las autoridades de salud pública de diferentes países, incluidos Sines, Portugal (2009); Santos (2008), Fortaleza (2010), Brasil; Palma de Mallorca (2008), Cartagena (2009), Las Palmas de Gran Canaria (2010), España; Ámsterdam, Países Bajos (2007); Hamburgo, Alemania (2008); Miami, Estados Unidos (2008); Bridgetown, Barbados (2008); Manila, Filipinas (2009); Colombo, Sri Lanka (2010); y París, Francia (2009).

AGRADECIMIENTOS

Este manual se elaboró en consulta con expertos de diversos países en desarrollo y desarrollados.

El trabajo de las siguientes personas fue fundamental para el desarrollo de la presente edición del manual para la inspección de buques y emisión de certificados de sanidad a bordo y reconoce con gratitud:

Jaret T. Ames, Vessel Sanitation Program, Centers for Disease Control and Prevention, Atlanta, Estados Unidos de América.

James Barrow, Division of Global Migration and Quarantine, National Center for Preparedness, Detection, and Control of Infectious Diseases, Centers for Disease Control and Prevention, Atlanta, Estados Unidos de América.

Marie Baville, Environment Health Officer, Department of Emergency Response and Preparedness, General Directorate of Health, Ministry of Health, París, Francia.

Priagung Adhi Bawono, Quarantine Sub-directorate, Directorate General Disease Control and Environmental Health, Ministry of Health, Yakarta, Indonesia.

David Bennitz, Public Health Bureau, Health Canada, Ottawa, Canadá.

Colin Browne, Pan American Health Organization/Eastern Caribbean Countries, Bridgetown, Barbados, Organización Mundial de la Salud.

Luiz Alves Campos, National Health Surveillance Agency (Anvisa), Brasilia, Brasil.

Susan Courage, Environmental Health Bureau, Safe Environments Directorate

Health Canada, Canadá.

Yves Chartier, OMS, Ginebra, Suiza.

Frederic Douchin, Departmental Directorate of Health and Social Affairs of the Seine

Maritime, Francia.

Zhiqiang Fang, Department of Health Quarantine of General Administration of Quality Supervision, Inspection and Quarantine, Beijing, China.

Milhar Fuazudeen, Maritime Training and Human Element Section, Maritime Safety Division, International Maritime Organization, Londres, Reino Unido.

Christos Hadjichristodoulou, University of Thessaly, Larissa, Grecia.

Daniel Lins Menucci, OMS, Lyon, Francia.

Hameed Gh H Mohammad, Ports and Borders Health Division, Rumaithiya, Kuwait.

Rosemarie Neipp, Dirección General de Salud Pública, Calidad e Innovación, Ministerio de Sanidad, Servicios Sociales e Igualdad, España.

Ma Lixin, Department of Health Quarantine of General Administration of Quality Supervision, Inspection and Quarantine, Beijing, China.

Henry Kong, Port Health Office, Región Administrativa de Hong Kong, China.

Jenny Kremastinou, National School of Public Health, Atenas, Grecia.

Maike Lamshöft, Hamburg Port Health Center, Central Institute for Occupational Medicine and Maritime Medicine, Hamburgo, Alemania.

Fábio Miranda da Rocha, National Health Surveillance Agency (Anvisa), Brasilia, Brasil.

Mohamed Moussif, Mohamed V International Airport, Casablanca, Marruecos.

Barbara Mouchtouri, University of Thessaly, Larissa, Grecia.

Matthijs Plemp, National Institute of Public Health and the Environment, Países Bajos.

Thierry Paux, Department of Alert, Response and Preparedness, Ministry of Health, París, Francia.

Tobias Riemer, Hamburg Port Health Center, Central Institute for Occupational Medicine and Maritime Medicine, Alemania.

Clara Schlaich, Hamburg Port Health Center, Central Institute for Occupational Medicine and Maritime Medicine, Hamburgo, Alemania.

Christoph Sevenich, Institute for Occupational and Maritime Medicine, Hamburg Port Health Center, Alemania.

Natalie Shaw, International Shipping Federation, Londres, Reino Unido.

Mel Skipp, Carnival UK, Cruise Lines International Association, Londres, Reino Unido.

Maria Dulce Maia Trindade, Macao International Airport/Port Health Authority, Centre for Prevention and Control of Disease/ Health Bureau, Government of Macao Special Administrative Region, China.

Stéphane Veyrat, Department of Emergency Response and Preparedness, General Directorate of Health, Ministry of Health, París, Francia.

Mario Vilar, Ministerio de Salud Pública, Dirección General de la Salud, Montevideo, Uruguay.

Ninglan Wang, OMS, Lyon, Francia.

Sandra Westacott, Port Health Services, Southampton City Council, Southampton, Reino Unido.

Ruth Anderson y Agnieszka Rivière han prestado apoyo administrativo y de secretaría en las reuniones celebradas durante la elaboración de la guía. Daniel Lins Menucci, Christos Hadjichristodoulou, Barbara Mouchtouri, Bruce Plotkin, Clara Schlaich, Christoph Sevenich y Ninglan Wang se encargaron de la redacción técnica final y de las revisiones. La preparación de este documento, Manual para la inspección de buques y emisión de certificados de sanidad a bordo, no hubiera sido posible sin la generosa contribución técnica y logística de diversas instituciones, incluidos el Ministerio Francés de Sanidad, la Autoridad Portuaria de Hamburgo (Alemania), el Centro de Control y Prevención de Enfermedades de los Estados Unidos, la Universidad de Tesalónica (Grecia), Anvisa (Brasil), la Administración General de Supervisión de Calidad, Inspección y Cuarentena (China), el Ministerio de Sanidad, Servicios Sociales e Igualdad de España, el Ministerio de Sanidad de Portugal y la Agencia de Salud de Canadá.

La traducción al español de este manual ha sido realizada en colaboración con la Oficina Regional para las Américas de la Organización Mundial de la Salud (OMS) / Organización Panamericana de la Salud-(OPS) (revisión de términos técnicos por Miguel Mínguez) y por funcionarios de Sanidad Exterior del Ministerio de Sanidad, Servicios Sociales e Igualdad de España, a saber: Héctor Aranda Grau, Miguel Dávila Cornejo, Elisabeth Espinosa Vega, Mar Faraco Oñorbe, José Francisco Gallegos Braun, Mª José Iglesias García, Ana Guerra Neira, Rosa María López Gigosos, Paula Márquez Padorno, Iratxe Moreno Lorente, Susana Morte Esteban, Rosemarie Neipp López, Belén Pérez Badía, Óscar Pérez Olaso, Cristina Pérez Fernández-Turégano, Elena Plaza Martín, Mª Isabel Revilla Saavedra, Almudena Ribera Deán, María Belén Robles García, Marta Ruiz Algueró, Marina Segura Moreno, Ana Mª Torá Marín, Inmaculada Vera Gil, Ángel Viudes Fuster.

GLOSARIO

• A prueba de corrosión
Capaz de mantener las características de superficie originales bajo la influencia prolongada del ambiente de uso, incluido el contacto previsto con alimentos y el uso normal de productos de limpieza y de soluciones para desinfección. Los materiales resistentes a la corrosión deben ser no tóxicos.

• Accesible
Posibilidad de que quede expuesto para la limpieza e inspección utilizando herramientas simples, como un destornillador, alicates o una llave inglesa.

• Afectado
Las personas, equipajes, cargas, contenedores, medios de transporte, mercancías, paquetes postales o restos humanos que están infectados o contaminados, o que son portadores de fuentes de infección o contaminación, de modo tal que constituyen un riesgo para la salud pública.

• Aguas grises
Toda el agua usada, incluyendo la de drenaje de las cocinas, lavaplatos, duchas, lavanderías y sumideros de bañeras y lavabos. No incluye las aguas negras ni el agua de sentina de las salas de máquinas.

• Aguas negras
Residuos de los retretes, urinarios o instalaciones médicas.

• Agua potable
Agua dulce que se destina para consumo humano, como beber, lavarse los dientes, bañarse o ducharse; para uso en zonas de aguas recreativas; para uso en el hospital del buque; para la manipulación, preparación o cocción de alimentos; y para la limpieza de las áreas de almacenamiento y preparación de alimentos, utensilios y equipo. El agua potable, según lo definido por las Guías para la calidad del agua potable de la OMS (2008), no representa ningún riesgo significativo para la salud durante su consumo de por vida, incluyendo las diferentes sensibilidades que pueden producirse en las distintas etapas de la vida.

• Aguas residuales
De acuerdo con la definición internacionalmente aceptada en el Convenio internacional para prevenir la contaminación por los buques (MARPOL 73/78), de la Organización Marítima Internacional, las aguas residuales se definen como las aguas de:

- desagües y demás desperdicios de cualquier tipo de inodoros, urinarios e imbornales del inodoro,
- desagües de los locales sanitarios (por ejemplo, dispensario, enfermería) a través de lavabos, tinas de lavado e imbornales situados en esos lugares,
- drenajes de los espacios que contengan animales vivos (por ejemplo, transporte de ganado) y
- otras aguas residuales (por ejemplo, las aguas grises de las duchas) cuando se mezclan con los drenajes definidos anteriormente.

• Air Break (conexión de drenaje)
Una disposición de tuberías en la que el desagüe de una parte, aparato o dispositivo vierte indirectamente en otro artefacto, recipiente o conexión en un punto por debajo del borde del nivel de inundación.

- Air Gap (espaciador de aire)

La distancia en vertical sin obstáculos en espacio libre entre la apertura más baja de cualquier tubería o grifo que suministre agua a un tanque, tubería u otro dispositivo y el borde del nivel de inundación del receptáculo o parte receptora. Éste debe ser de al menos el doble del diámetro de la tubería o grifo suministrador o de al menos 25 mm.

- Alimentos perecederos

Alimentos naturales o sintéticos que requieren control de temperatura, ya que están en una forma capaz de fomentar:

- la proliferación rápida y progresiva de microorganismos infecciosos o tóxicos;
- la proliferación y la producción de toxinas de Clostridium botulinum, o, en huevos crudos, la proliferación de Salmonella enteritidis.

- Área afectada

Situación geográfica específica para la que hayan sido recomendadas medidas sanitarias por la OMS de acuerdo con el Reglamento Sanitario Internacional (2005).

- Áreas de almacenamiento de alimentos

Cualquier área en la que se almacenen productos alimentarios o alimentos.

- Áreas de exposición de alimentos

Cualquier zona donde se exponen alimentos para consumo de pasajeros y /o tripulación.

- Áreas de manipulación de alimentos

Cualquier área donde se almacenen, transformen, preparen o sirvan alimentos.

- Áreas de preparación de alimentos

Cualquier área donde se procesen, cocinen o preparen los alimentos para ser servidos.

- Áreas de servicio de alimentos

Cualquier área donde se presenten alimentos a los pasajeros o miembros de la tripulación (exceptuando el servicio privado en cabina).

- Autoridad competente

Autoridad responsable de la puesta en práctica y la aplicación de medidas sanitarias con arreglo al Reglamento Sanitario Internacional (2005).

- Bolsa para riesgos biológicos

Bolsa usada para asegurar los residuos peligrosos biológicos que requieren la inactivación microbiológica de forma apropiada para su eliminación final. Deben ser desechables e impermeables a la humedad, y tener la resistencia suficiente para evitar desgarros o roturas en condiciones normales de uso y manejo.

- Centro Nacional de Enlace para el RSI

Centro nacional, designado por cada Estado Parte, con el que se podrá establecer contacto en todo momento para recibir las comunicaciones de los Puntos de Contacto de la OMS para el RSI.

- Conexión cruzada

Cualquier conexión real o potencial o disposición estructural sin protección entre un sistema público de consumo de agua potable y cualquier otra fuente o sistema, mediante el cual se pueda introducir en cualquier parte del sistema de agua potable cualquier agua utilizada, fluido industrial, gas u otra sustancia distinta al agua potable con la que se surte el sistema. Se consideran conexiones cruzadas las disposiciones de desvío, conexiones puente, secciones desmontables, pivotes o dispositivos de cambio de sistema y otros dispositivos temporales o permanentes en los que puede ocurrir flujo de retorno.

• Costura
Una juntura entre dos materiales similares o diferentes. Las juntas soldadas de forma continua, esmeriladas y pulidas no se consideran costuras.

• De fácil limpieza
Fabricado con un material, acabado y diseño que permiten una limpieza fácil y completa con los métodos y productos normales de limpieza.

• Depósitos de agua potable
Todos los tanques donde se almacena el agua potable, desde su abastecimiento y producción, para su distribución y uso como tal agua potable.

• Desinfección
Procedimiento, mediante acción directa de agentes químicos o físicos, por el cual se controlan o eliminan agentes infecciosos presentes en la superficie de un cuerpo humano o animal o en equipajes, cargas, contenedores, medios de transporte, mercancías o paquetes postales.

• Desmontable
Con posibilidad de ser separado de la unidad principal usando herramientas simples, como un destornillador, alicates o una llave inglesa.

• Embarcación/buque/barco
Embarcación de navegación marítima o interior que efectúa un viaje internacional (RSI, 2005).

• Emergencias de salud pública de importancia internacional
Evento extraordinario que, de conformidad a lo dispuesto en el Reglamento Sanitario Internacional (2005) se ha determinado que:

- constituye un riesgo para la salud pública de otros Estados a causa de la propagación internacional de una enfermedad, y
- podría exigir una respuesta internacional coordinada.

• Enfermedad
Toda dolencia o afección médica, cualquiera que sea su origen o procedencia, que entrañe o pueda entrañar un daño importante para el ser humano.

• Enfermedades transmisibles
Enfermedad causada por organismos tales como bacterias, virus, hongos y parásitos que pueden ser de transmisión directa o indirecta desde una persona infectada a otras personas. Las zoonosis son enfermedades de los animales que pueden ser transmitidas a los humanos.

• Equipos de protección personal (EPP)
Equipos que se utilizan para crear una barrera protectora entre el trabajador y los peligros del lugar de trabajo.

• Espacios sellados
Aquellos que han sido eficazmente cerrados y cuyas uniones, juntas y hendiduras han sido impermeabilizadas a insectos, roedores, filtraciones, infiltraciones y a restos de alimentos u otros residuos.

• Estado Parte
En virtud del Reglamento Sanitario Internacional, «Estados Partes» son aquellos Estados que se han adherido al Reglamento Sanitario Internacional (2005).

• Fácilmente desmontable

Con posibilidad de ser separado de la unidad principal sin usar herramientas.

• Guardería

Instalación infantil, atendida por personal del buque, para niños que aun usan pañales o que necesitan ayuda para usar las instalaciones de aseo.

• Halogenación

En este contexto, halogenación se refiere a la desinfección con desinfectantes halógenos, como el cloro, bromo o yodo, para tratar las aguas de recreo o el agua potable, para reducir la concentración de microorganismos patógenos.

• Imbornal (cañería de desagüe)

Un conducto o pileta recolectora que canaliza el agua a un desagüe.

• Libre plática

El permiso a un buque para entrar en puerto, embarcar o desembarcar, cargar o descargar suministros o carga.

• Limpieza

Eliminación de la suciedad o partículas visibles a través de la acción mecánica, reduciendo la población microbiana ambiental mediante la aplicación de procesos químicos, mecánicos o térmicos durante un determinado periodo de tiempo.

• Lisa

Toda superficie de contacto con alimentos, libre de huecos y partículas, de fácil limpieza, igual o superior a la del acero inoxidable número 3 (100 grit).

Toda superficie sin contacto con alimentos equivalente al acero comercial laminado en caliente y libre de óxido.

Toda cubierta, mamparo o cubierta principal con una superficie plana o nivelada sin asperezas ni proyecciones que dificulten su limpieza.

• Material aceptable sin ser a prueba de ratas

Un material cuya superficie ha sido tratada para resistir a la mordedura de ratas cuando sus bordes son susceptibles de ser roídos, pues si no fuese tratado podría ser mordido por ratas.

• Materiales no absorbentes

Aquellos cuya superficie es resistente a la penetración de la humedad.

• Moldura

Superficie cóncava, modelada o con otro diseño que elimine los ángulos habituales de noventa grados o inferiores.

• Portátil

Descripción de un equipo que es fácilmente desmontable o está montado sobre ruedas, rieles o rodillos, o que se pueda mover fácilmente por una sola persona, siempre que esté provisto de una mecánica que asegure que se puede inclinar de manera segura para la limpieza.

• Punto de entrada

El paso de entrada o salida internacional de viajeros, equipajes, carga, contenedores, medios de transporte, mercancías y paquetes postales, así como los organismos y áreas que presten servicios para dicha entrada o salida.

• Reflujo

El flujo retrógrado de agua u otros líquidos, mezclas o sustancias en las tuberías de distribución de abastecimiento de agua potable, desde cualquier fuente o fuentes que no sean de abastecimiento de agua potable. El retrosifonaje es una forma de reflujo.

• Retrosifonaje

El flujo retrógrado de agua usada o contaminada desde una parte de las tuberías, recipiente o de otra fuente, hacia una tubería de abastecimiento de agua como resultado de la presión negativa en la tubería.

• Riesgo para la salud pública

Probabilidad de que se produzca un evento que pueda afectar adversamente a la salud de las poblaciones humanas, considerando en particular la posibilidad de que se propague internacionalmente o pueda suponer un peligro grave y directo.

• Sistema de agua del barco

Equipos e instalaciones de tratamiento a bordo, tanques de almacenamiento de agua y todas las tuberías y partes de las mismas en el barco.

• Superficies en contacto con alimentos

Superficies de los equipos y utensilios con los que la comida normalmente está en contacto y las superficies desde donde pueden drenar, gotear o salpicar los alimentos sobre superficies habitualmente en contacto con los alimentos; esto incluye la zona de las máquinas de hielo situadas encima de las rampas del hielo hacia los contenedores de hielo.

• Superficies que no están en contacto con alimentos

Todas las superficies expuestas del equipamiento ubicado en las zonas de almacenamiento, preparación y servicio de alimentos, que sean distintas a aquellas que están en contacto con alimentos o salpicaduras.

• Tapajuntas

El revestimiento de aquellas esquinas, uniones y bordes expuestos que no están hechos de material a prueba de ratas y que están en áreas a prueba de ratas. Las tiras de tapajuntas normalmente deben ser de un material a prueba de ratas lo suficientemente amplio como para cubrir de forma adecuada y hermética los bordes que puedan ser roídos.

• Tratamiento de aguas residuales

Proceso de eliminación de los contaminantes de las aguas residuales para conseguir líquidos y sólidos aceptables para su vertido en el medio ambiente o para su reutilización. Es una forma de gestión de residuos. Se puede utilizar un tanque séptico u otro sistema de tratamiento in situ de aguas residuales, como biofiltros para tratar las aguas negras cerca de donde se producen.

El método más común de tratamiento de aguas residuales es conducir las aguas residuales de los baños a través de un sistema de tuberías hacia un tanque de retención donde se trituran, decantan y descomponen naturalmente por bacterias en un proceso aeróbico y se desinfectan antes de ser vertidas a mar abierto. Es importante considerar que un uso excesivo de limpiadores y desinfectantes en la red de aguas residuales puede destruir las bacterias naturales en la planta de tratamiento. El proceso aeróbico necesita oxígeno. Por ello los aireadores emitirán aire dentro del compartimento biológico. Durante el proceso pueden producirse gases tóxicos.

• Turbiedad
Turbidez o falta de transparencia de una solución debida a la presencia de partículas en suspensión. Normalmente se mide en unidades nefelométricas de turbiedad (NTU).

• Uniones, juntas y hendiduras cerradas
Aquellas en que los materiales utilizados en la fabricación de los equipos encajan perfectamente. Pueden utilizarse materiales adecuados de relleno para realizar un cierre correcto.

• Válvula antirretorno
Un dispositivo mecánico instalado en una línea de agua o de desagüe para impedir la inversión del flujo en condiciones de presión de retorno. Un dispositivo aprobado antirretorno en las tuberías se usa habitualmente en las líneas de distribución de agua potable, donde hay una conexión directa o una conexión potencial entre el sistema de distribución de agua potable con otros líquidos, mezclas o sustancias de cualquier fuente, distinta a la del suministro de agua potable. Algunos dispositivos están diseñados para su uso bajo la presión continua del agua, mientras que otros son de tipo sin presión. En el tipo de válvula de control, el colgajo debe oscilar en un hueco cuando la línea fluye llena a fin de impedir obstruir el flujo.

• Vector
Un insecto u otro animal que normalmente sea portador de un agente infeccioso que constituya un riesgo para la salud pública.

• Verificación
Seguimiento final para asegurarse de que el sistema en su conjunto está operando de forma segura. La verificación puede llevarse a cabo por el proveedor, por una autoridad independiente o por una combinación de ambos, dependiendo del régimen administrativo de cada país determinado. Normalmente incluye pruebas para detectar organismos indicadores de contaminación fecal y productos químicos peligrosos.

• Viaje internacional
a) tratándose de un medio de transporte, un viaje entre puntos de entrada situados en los territorios de Estados distintos o un viaje entre puntos de entrada situados en el territorio o los territorios de un mismo Estado, si el medio de transporte entra en contacto durante el viaje con el territorio de cualquier otro Estado, pero solo en lo referente a esos contactos;
b) en el caso de un viajero, un viaje que comprende la entrada en el territorio de un Estado distinto del Estado en que este viajero ha empezado el viaje.

• Viajero
Persona física que realiza un viaje internacional.

• Vigilancia
Compilación, comparación y análisis de datos de forma sistemática y continua para fines relacionados con la salud pública, y la difusión oportuna, para su evaluación y para dar la respuesta de salud pública que sea procedente.

ACRÓNIMOS

APPCC	Análisis de peligros y puntos críticos de control
BWMP	Plan de gestión del agua de lastre (ballast-water management plan)
CAC	Comisión del Codex Alimentarius
CCSB	Certificado de control de sanidad a bordo
CECSB	Certificado de exención del control de sanidad a bordo
CSB	Certificado de sanidad a bordo
EPP	Equipo de protección personal
FAO	Organización de las Naciones Unidas para la Alimentación y la Agricultura
FSP	Plan de seguridad alimentaria (food safety plan)
GDWQ	Guías para la calidad del agua potable (OMS) (Guidelines for drinking-water quality)
HPC	Recuento heterotrófico en placa (heterotrophic plate count)
IMGS	Guía médica internacional para buques (OIT, OMI, OMS) (International medical guide for ships)
ISM manual	Manual de Gestión de la Seguridad Internacional (International Safety Management manual)
ISO	Organización Internacional de Normalización
ISPP	Certificado internacional de prevención de la contaminación por aguas residuales (International Sewage Pollution Prevention certifícate)
MEPC	Comité de Protección del Medio Ambiente Marino (Marine Environment Protection Committee)
MFAG	Guía de primeros auxilios para uso en accidentes relacionados con mercancías peligrosas (OMI) (Medical first aid guide for use in accidents involving dangerous goods)
OIT	Organización Internacional del Trabajo
OMI	Organización Marítima Internacional
OMS	Organización Mundial de la Salud
RSI	Reglamento Sanitario Internacional
UV	Ultravioleta

INTRODUCCIÓN

El Reglamento Sanitario Internacional fue adoptado por primera vez en 1951. En 1969 se le dio un nuevo nombre y recibió su actual denominación de Reglamento Sanitario Internacional (RSI). El RSI de 1951 se destinó principalmente a vigilar y controlar seis enfermedades infecciosas graves: cólera, peste, fiebre amarilla, viruela, fiebre recurrente y tifus. En los 50 años transcurridos, muchos acontecimientos influyeron en la transmisión internacional de enfermedades, incluidos los cambios en el tráfico marítimo internacional. Por lo tanto, el 23 de mayo de 2005 la Asamblea Mundial de la Salud aprobó el RSI revisado mediante la resolución WHA58.3, que entró en vigor el 15 de junio de 2007.

Comenzando por el RSI de 1951, el "Certificado de desratización/Certificado de exención de desratización" era un documento exigido para el control internacional de la salud pública de los buques que recalaban en los puertos. Este certificado contribuyó a reducir la propagación internacional de enfermedades transmitidas por roedores, especialmente la peste. Todos los buques que realizaban viajes internacionales debían renovar este certificado cada seis meses, y dicha renovación requería la inspección de todas las zonas del buque. El "Certificado de desratización/Certificado de exención de desratización" fue sustituido en el RSI (2005) por unos certificados más amplios en sus objetivos, los "Certificados de sanidad a bordo" (CSB), y dejó de ser válido después del 2007.

En el RSI (2005) los CSB son especialmente importantes para prevenir y controlar los riesgos para la salud pública a bordo de buques en viajes internacionales, porque proporcionan documentación reconocida internacionalmente acerca de las condiciones sanitarias de un buque, al mismo tiempo que reducen la necesidad de posteriores y frecuentes inspecciones de las embarcaciones durante el periodo de validez del certificado (pero con opciones para reinspecciones en determinadas circunstancias).

Este manual está dirigido a los funcionarios sanitarios de las instalaciones portuarias, legisladores, operadores de buques y otras autoridades competentes responsables de la aplicación del RSI (2005) en los puertos y buques. Se basa en las disposiciones del RSI (2005) relativas a la inspección de buques y la expedición de los certificados de sanidad a bordo (CSB) y proporciona una guía para la preparación y realización de la inspección, la cumplimentación de los certificados y la aplicación de medidas de salud pública en el marco del RSI (2005)[1].

1. Artículo 2 del RSI (2005): la finalidad y el alcance de este Reglamento son prevenir la propagación internacional de enfermedades, proteger contra esa propagación, controlarla y darle una respuesta de salud pública proporcionada y restringida a los riesgos para la salud pública y evitando al mismo tiempo las interferencias innecesarias con el tráfico y el comercio internacionales.

ÁMBITO DE APLICACIÓN

Los CSB se utilizan para identificar y registrar todas las áreas con posibles riesgos para la salud pública a bordo de la embarcación (no únicamente los roedores)[2] y exige la aplicación de técnicas y procedimientos de inspección amplios y exhaustivos que han de ser llevados a cabo por personal capacitado en materia de salud pública. (RSI (2005) artículos 20, 22, 23, 24, 25, 27, 28, 30, 31, 32, 33, 34, 35, 36, 37, 39, 40, 41, 42, 43, 44, 45 y anexos 1, 3, 4 y 5).

Los CSB ponen de manifiesto los criterios que hay que considerar durante la inspección de las distintas áreas de la embarcación y proporcionan la información necesaria para determinar la adopción de las medidas de salud pública convenientes para prevenir y controlar los riesgos de salud pública a bordo, riesgos que podrían llevar a la propagación internacional de enfermedades. Tras finalizar la inspección, se expedirá un nuevo CSB, bien un certificado de exención del control de sanidad a bordo o un certificado de control de sanidad a bordo, según los resultados de la inspección. Si no se pudiera realizar la inspección en ningún puerto autorizado (según la lista de puertos autorizados de la página web de la Organización Mundial de la Salud [OMS]), se podrá prorrogar el certificado por un máximo de un mes (esto se deberá realizar en un puerto autorizado). Según lo previsto en el Reglamento no se hará ninguna distinción a la hora de la emisión del CSB por nacionalidad, bandera, registro o propietario de la embarcación.

La Parte A del presente manual sirve de referencia para la planificación previa a la inspección y para determinar los Requisitos administrativos necesarios para expedir un certificado de exención del control de sanidad a bordo o un certificado de control de sanidad a bordo, y describe las actividades que los funcionarios sanitarios portuarios y las autoridades públicas locales o nacionales, designadas al efecto, deberán cumplir para mantener unos adecuados estándares para la inspección y la expedición de los CSB.

La parte B del presente manual es una plantilla/modelo de inspección y expedición de los CSB y describe las áreas que deben ser inspeccionadas, los estándares que deben cumplirse y las posibles pruebas o resultados de las muestras obtenidas que puedan constituir un riesgo para la salud pública, la documentación que se revisa, durante o tras la inspección, y las medidas de control o las acciones correctoras que deberán ser tomadas. El formato de esta plantilla sigue el modelo del CSB descrito por el RSI (2005) en su anexo 3. La parte B también puede usarse como material de referencia para los legisladores, los operadores de buques y los constructores navales, y como lista de comprobación para comprender y evaluar el impacto potencial sobre la salud del diseño de las embarcaciones.

En este manual se dan referencias sobre cuestiones de salud laboral y sobre otras cuestiones a bordo relacionadas con la salud pública y aplicables a la inspección según los apartados del anexo 3 del RSI. Estas referencias también sirven para prevenir y responder a situaciones que puedan constituir un riesgo para la salud pública de importancia internacional (como está definido en el RSI).

2. En el Anexo 3 del RSI (2005) se facilita una lista completa de áreas, instalaciones y sistemas que se deben inspeccionar para cumplimentar el CCS

También son abordadas en el manual ciertas cuestiones ambientales, tales como la eliminación por las embarcaciones de aguas residuales, desechos y aguas de lastre, ya que pueden entrañar riesgos para la salud pública. Asimismo, las embarcaciones pueden presentar otro tipo de contaminación nociva además de la contaminación por microorganismos, como fuentes de radiación nuclear. Esta contaminación está sujeta a la aplicación del RSI (2005) y los Requisitos del artículo 39 y anexo 3; no obstante, las medidas específicas de control están fuera del alcance del presente manual. En él solo se hace referencia a la adopción de medidas de control preliminar y la movilización de expertos y organismos especializados para responder a eventos radiológicos si son detectados a bordo.

En resumen, las partes A y B de este documento están diseñadas para ayudar a la autoridad portuaria competente en materia de salud pública a determinar:

- las competencias recomendadas para el personal encargado de inspeccionar las embarcaciones con el objeto de expedir los CSB;
- las disposiciones administrativas necesarias para realizar las investigaciones de rutina para la planificación de la inspección de la embarcación y la expedición de los CSB;
- los métodos de identificación, medición y control de los riesgos para la salud pública relacionados con las embarcaciones, los viajeros, la carga o la eliminación de residuos;
- los procedimientos relativos a la prevención de la propagación internacional de enfermedades;
- el registro de la información en el CSB para posibles medidas adicionales que deberán tomar la tripulación del buque y/o las autoridades competentes en los puertos o escalas posteriores, y
- la comunicación y la respuesta requerida ante eventos de importancia para la salud pública, incluidos los incidentes y urgencias a bordo.

La Guía de sanidad a bordo (OMS, 2011) y la Guía médica internacional para buques (OMS, 2007) son los volúmenes que acompañan a este documento, orientados a la salud preventiva y curativa, respectivamente, a bordo de buques.

PARTE A :
REQUISITOS DEL SISTEMA DE INSPECCIÓN

1. MARCO JURÍDICO Y POLÍTICO

Con la entrada en vigor del Reglamento Sanitario Internacional (RSI) (2005), el 15 de junio de 2007, las autoridades podrían exigir a los buques que realizan un trayecto internacional el modelo de certificado de sanidad a bordo (CSB) (RSI anexo 3) en el que figuren los riesgos para la salud pública a bordo, las inspecciones realizadas y las medidas de control que se hayan tomado de conformidad con el RSI (2005). Las autoridades competentes están obligadas a utilizar el modelo de CSB del anexo 3 para identificar y registrar cualquier prueba de contaminación o infección y otros riesgos para la salud pública en las distintas áreas, instalaciones o servicios de la embarcación, además de las medidas de control requeridas que deban aplicarse (autorizadas por el RSI) para controlar dichos riesgos para la salud pública[3]. Los CSB podrán ser exigidos a toda embarcación de navegación marítima o interior en un viaje internacional que realice una escala en un puerto de un Estado Parte.

En el marco del RSI (2005), los Estados Partes autorizan a determinados puertos a inspeccionar las embarcaciones y expedir los certificados y sus prórrogas, así como la prestación de los servicios mencionados en el Artículo 20.3 y en el anexo 1 del RSI (2005). Todo puerto autorizado a expedir el certificado de control de sanidad a bordo (CCSB) debe tener la capacidad de inspeccionar, expedir y ejecutar (o supervisar la ejecución de) las medidas necesarias de control sanitario. Los Estados Partes también podrán autorizar a los puertos la expedición del certificado de exención del control de sanidad a bordo (CECSB) o la concesión de prórrogas de hasta un mes a los operadores de medios de transporte, si no es posible llevar a cabo las medidas necesarias en el puerto en cuestión.

Los Estados Partes deberán garantizar que los CSB sean expedidos conforme a las disposiciones del RSI (2005), en su artículo 39 y anexo 3.

Los Estados Partes enviarán a la Organización Mundial de la Salud (OMS) la lista de puertos autorizados para:

- la emisión de los CCSB y la prestación de los servicios mencionados en el anexo 3 del RSI (2005) (modelos de CSB) y en el anexo 1B del RSI (2005) (capacidades básicas exigidas a los puertos designados),
- lla emisión únicamente del CECSB y la prórroga por un mes de un CECSB o CCSB válido, hasta la llegada de la embarcación a un puerto autorizado para la expedición del certificado.

Todo Estado Parte deberá comunicar a la OMS los cambios producidos en la situación de los puertos enumerados en la lista y la OMS publicará la información recibida en relación con dichos cambios. Esta lista está disponible en la página web del RSI (2005) de la OMS (http://www.who.int/ihr/ports_airports/en).

Es un Requisito del RSI (2005) que los CSB de los Estados Partes sean conformes al modelo del CSB del anexo 3 del RSI. El uso del modelo de certificado facilita el tráfico internacional de embarcaciones, evita los retrasos innecesarios y ayuda a normalizar y armonizar el proceso de inspección, al mismo tiempo que permite una comunicación de los riesgos de forma uniforme y fácilmente reconocible. Los certificados deben tener el

3. Según el RSI (2005), un "riesgo para la salud pública" significa la "probabilidad de que se produzca un evento que puede afectar adversamente a la salud de las poblaciones humanas, considerando en particular la posibilidad de que se propague internacionalmente o pueda suponer un peligro grave y directo". Se trata de un concepto clave al que se refiere en múltiples ocasiones esta guía y, al igual que otras definiciones, son importantes para comprender cómo funciona el proceso de inspección de esta guía para cumplir los objetivos del RSI (2005).

formato y contenido correcto especificados en el RSI (2005), los certificados expedidos no conformes con dicho modelo podrán ser considerados por otras autoridades competentes como no válidos de acuerdo con el RSI (2005)

La plantilla modelo no deberá plantear ninguna obligación al buque no prevista en el RSI (2005).

Los CSB pueden ser utilizados como una herramienta de comunicación internacional y por lo general se entregarán en países (o, a veces, regiones) que no son el lugar de expedición. Por lo tanto, los Estados Partes deben emitir y completar los certificados en inglés o en francés.

2. FUNCIONES Y RESPONSABILIDADES

Los Estados Partes podrán adoptar cualquier medida de salud compatible con el RSI (2005) para garantizar que los operadores de medios de transporte cumplen con las recomendaciones vigentes y para asegurar que mantienen sus transportes libres de fuentes de infección o contaminación, entre los que se incluyen vectores y reservorios de vectores (artículo 24 del RSI [2005]). Se requerirá la aplicación de medidas de control en caso de que se encuentren pruebas. Dichas medidas podrán ser aplicadas por el operador de medios de transporte (por la propia tripulación o tras contratar a una compañía privada) o por la autoridad competente. En todo caso, las medidas de control aplicadas deberán ser aprobadas y supervisadas por la autoridad competente correspondiente (normalmente la autoridad sanitaria portuaria).

Los CSB han sido diseñados para identificar, evaluar y registrar los riesgos para la salud pública y las medidas de control adoptadas durante la estancia de la embarcación en el puerto. Los riesgos para la salud pública, identificados mediante pruebas epidemiológicas y/u observación directa o medida (o cualquier combinación de estas), deberán ser evaluados por la autoridad competente para establecer la situación epidemiológica y su gravedad. Deberán aplicarse las medidas de control necesarias en los puntos de entrada, de acuerdo con lo especificado en el RSI (2005).

Cuando a bordo de un buque que realiza un viaje internacional se hallen signos o síntomas clínicos de enfermedad o exista evidencia objetiva de un riesgo para la salud pública (incluidas fuentes de infección y contaminación), la autoridad competente considerará que el buque está afectado y podrá:

- a) desinfectar, descontaminar, desinsectar o desratizar el medio de transporte, según proceda, o hacer que estas medidas sean aplicadas bajo su supervisión, y

- b) decidir en cada caso la técnica que se empleará para garantizar un nivel adecuado de control del riesgo para la salud pública conforme a lo dispuesto en el Reglamento. Cuando existan métodos o materiales aconsejados por la OMS para estos procedimientos, serán estos los que se utilicen, a menos que la autoridad competente determine que otros métodos son igualmente seguros y fiables (artículo 27.1 del RSI [2005])

Si la autoridad competente en los puntos de entrada no está en condiciones de aplicar las medidas de control prescritas en el artículo 27 del RSI, se podrá permitir la partida del buque, con sujeción a las condiciones siguientes:

- a) cuando se produzca la salida, la autoridad competente facilitará la información a que se hace referencia en el apartado b) a la autoridad competente del siguiente punto de entrada conocido; y

- b) si se trata de una embarcación, se anotarán en el certificado de control de sanidad a bordo las pruebas encontradas y las medidas de control exigidas (artículo 27.2 del RSI [2005]).

Por tanto, deberán estar dispuestas en el puerto las capacidades suficientes para adoptar las medidas de control que eviten la propagación de enfermedades y de sus agentes, tales como limpieza y desinfección, descontaminación, desratización y desinsectación.

Todo puerto autorizado por un Estado Parte a expedir los CSB y que aparezca en la lista de la OMS de puertos autorizados a expedirlos deberá, entre otras capacidades, disponer de personal formado para subir a bordo de embarcaciones e identificar cualquier riesgo significativo para la salud pública y tomar todas las medidas de control que sean necesarias. Por tanto, los Estados Partes deberán reconocer a nivel nacional los Requisitos en cuanto a formación y competencia de los funcionarios públicos de salud/medio ambiente asignados para la expedición de los CSB.

Sin perjuicio de lo dispuesto en el artículo 43 del RSI (2005) o de lo previsto en los acuerdos internacionales aplicables, los Estados partes no denegarán la libre plática a las embarcaciones por razones de salud pública; en particular, no se podrá impedir el embarque o desembarque, la carga o descarga de mercancías o cargas, ni el abastecimiento de combustible, agua, víveres y suministros. Los Estados Partes podrán supeditar el otorgamiento de la libre plática al resultado de una inspección, y si se descubre a bordo una fuente de infección o contaminación, a la aplicación de las medidas necesarias de desinfección, descontaminación, desinsectación o desratización, o de otras medidas necesarias para evitar la propagación de la infección o contaminación (artículo 28 del RSI [2005]).

Si el riesgo para la salud pública fuera de importancia y/o existieran pruebas de una potencial propagación internacional de la enfermedad, la autoridad competente deberá informar inmediatamente al Centro Nacional de Enlace para el RSI y a las autoridades sanitarias locales.

2.1 Función de la autoridad competente

Según el artículo 22 del RSI (2005), las autoridades competentes responsables de la aplicación de medidas sanitarias en los puntos de entrada, tienen las siguientes funciones:

- se encargarán de vigilar los equipajes, cargas, contenedores, medios de transporte, mercancías, paquetes postales y restos humanos que salgan y lleguen de zonas afectadas, para que se mantengan en condiciones que impidan la presencia de fuentes de infección o contaminación, incluidos vectores y reservorios;
- se asegurarán, en la medida de lo posible, de que las instalaciones utilizadas por los viajeros en los puntos de entrada se mantienen en buenas condiciones higiénicas y exentas de fuentes de infección o contaminación, incluidos vectores y reservorios;
- se encargarán de supervisar toda desratización, desinfección, desinsectación o descontaminación de equipajes, cargas, contenedores, medios de transporte, mercancías, paquetes postales y restos humanos, así como las medidas sanitarias aplicadas a las personas, según proceda de conformidad con el Reglamento;
- notificarán a los operadores de medios de transporte, con la mayor antelación posible, su intención de someter un medio de transporte a medidas de control y, cuando sea posible, les informarán por escrito sobre los métodos que se utilizarán;

- se encargarán de supervisar la eliminación y la evacuación higiénica del agua o los alimentos contaminados, las deyecciones humanas o animales, las aguas residuales y cualquier otra materia contaminada de un medio de transporte;
- adoptarán todas las medidas practicables compatibles con el Reglamento para vigilar y controlar la evacuación por las embarcaciones de aguas residuales, desperdicios, agua de lastre y otras materias potencialmente patógenas que puedan contaminar las aguas de un puerto, un río, un canal, un estrecho, un lago u otras vías navegables internacionales;
- se encargarán de supervisar a los prestadores de servicios para los viajeros, equipajes, cargas, contenedores, medios de transporte, mercancías, paquetes postales y restos humanos en los puntos de entrada, incluso practicando inspecciones y exámenes médicos según proceda;
- habrán previsto medidas de contingencia para afrontar eventos de salud pública inesperados, y
- se comunicarán con el Centro Nacional de Enlace para el RSI acerca de las medidas de salud pública pertinentes adoptadas de conformidad con el Reglamento.

2.2 El papel de los operadores de medios de transporte

De acuerdo con el RSI (2005) (artículo 24) los Estados Partes adoptarán todas las medidas viables que sean compatibles con el RSI para asegurarse de que los operadores de medios de transporte:

- cumplen con las medidas sanitarias recomendadas por la OMS y adoptadas por el Estado Parte;
- informan a los viajeros de las medidas sanitarias recomendadas por la OMS y adoptadas por los Estados Partes para su aplicación a bordo, y
- mantienen permanentemente los medios de transporte a su cargo libres de fuentes de infección o contaminación, incluidos vectores y reservorios. Se podrá exigir la aplicación de medidas de control de las fuentes de infección o contaminación si se descubren pruebas de su presencia.

El capitán del buque debe asegurarse de que los casos de enfermedad que son indicativos de una enfermedad infecciosa o evidencia de un riesgo para la salud pública a bordo se transmitan a la autoridad competente del puerto a la llegada, como exigen el artículo 28 y el anexo 3.

Los operadores de medios de transporte facilitarán, según el anexo 4 del RSI (2005):

- las inspecciones de la carga, los contenedores y el medio de transporte;
- los exámenes médicos de las personas a bordo;
- la aplicación de otras medidas sanitarias de conformidad con el Reglamento, y
- la presentación de la información pertinente a la salud pública que solicite el Estado Parte.

Los operadores de medios de transporte presentarán a la autoridad competente un certificado válido de exención del control de sanidad a bordo, o un certificado válido de control de sanidad a bordo y una Declaración Marítima de Sanidad (artículos 37, 39 y anexos 3, 4 y 8 del RSI [2005]).

El anexo 5 del RSI (2005) dispone las medidas específicas aplicables a los medios de transporte y a los operadores de medios de transporte, con respecto a las enfermedades transmitidas por vectores.

2.3 El papel de los inspectores

El papel de la autoridad competente es inspeccionar las áreas, sistemas y servicios a bordo, comprobar la aplicación práctica de estos sistemas y servicios y las condiciones sanitarias de las áreas inspeccionadas, y recomendar y/o solicitar y/o requerir medidas correctivas y de control, cuando y donde sea aplicable. Se anotará en el Formulario de informe de pruebas (véase anexo 7) toda aquella medida de control requerida, lo que llevará a la emisión de un certificado de control de sanidad a bordo.

El anexo 3 del RSI (2005) identifica las áreas, sistemas y servicios que han de inspeccionarse en un medio de transporte. El anexo 1 del RSI (2005) exige que los Estados Partes faciliten en los puntos de entrada personal capacitado para inspeccionar los medios de transporte y llevar a cabo programas de inspección, y para garantizar un entorno seguro para los viajeros que utilizan las instalaciones portuarias, según corresponda. En este sentido, los funcionarios inspectores deberán demostrar su competencia en las siguientes áreas antes de ser destinados a tareas de inspección:

- llevar a cabo una evaluación de los riesgos para la salud pública (incluida la efectividad de los sistemas aplicados para controlar los riesgos), mediante observación directa o toma de muestras. La evaluación debe realizarse tomando como referencia la información recibida de los operadores, agentes y/o capitanes de los medios de transporte, tales como la información de la Declaración Marítima de Sanidad[2], la notificación al puerto antes de la llegada de la embarcación de eventos de salud pública a bordo (artículo 28 del RSI [2005]), la información a los viajeros, la situación de la enfermedad en el puerto de origen, durante la travesía y en el puerto de entrada, y la aplicación de medidas de protección personal y equipamiento relacionado.
- comprender cómo los riesgos para la salud pública derivados de agentes microbiológicos, químicos y radiológicos pueden afectar a la salud humana y ser transmitidos de persona a persona, a través del aire, el agua y los alimentos, los residuos, los vectores, fómites y el ambiente. Si se identifican riesgos de radiación, conocer las medidas necesarias para restringir la exposición de radiación a niveles tan bajos como sea razonablemente posible, conocer el protocolo para la búsqueda de ayuda profesional para la gestión de los riesgos de la radiación y sus efectos, y
- utilizar los procedimientos operativos para la notificación, valoración y respuesta, así como los equipos y medicamentos, y conocer los Requisitos ambientales de acuerdo con el tamaño y tipo de transporte y las guías que hay que aplicar en cada caso (por ejemplo, OMS, Organización Internacional del Trabajo [OIT], Organización Marítima Internacional [OMI]).

3. PLANIFICACIÓN Y DISPOSICIONES ADMINISTRATIVAS PREVIAS A LA INSPECCIÓN PARA LA EXPEDICIÓN DE CERTIFICADOS DE SANIDAD A BORDO

Antes de diseñar un programa de inspección, deberá llevarse a cabo una planificación y determinación de las disposiciones administrativas necesarias para la realización de la inspección y emisión de certificados.

2. El capitán del barco debe asegurarse, antes de la llegada a puerto, de la situación sanitaria a bordo y enviar a la autoridad competente una Declaración Marítima de Sanidad completa que debe de ser refrendada, también por el médico si lo hubiera, a no ser que la autoridad competente no se la exija (incluido en el artículo 37 y anexo 8; véase WHO interim technical advice for case management of pandemic [H1N1] on ships)

3.1 Preparación general y disposiciones administrativas para la inspección de buques y la expedición de los CSB (Certificados de sanidad a bordo)

3.1.1 Comunicación

- Desarrollo de procedimientos para la notificación, evaluación y respuesta ante eventos de salud pública a bordo, tales como enfermedades u otras fuentes de infección y contaminación, incidentes y emergencias.
- Establecimiento y mantenimiento de sistemas de información y seguimiento en cooperación con otros organismos y departamentos clave, entre ellos el Centro Nacional de Enlace para el RSI y el sistema nacional de vigilancia de salud.
- Mantener una lista actualizada y fácilmente accesible de los puertos autorizados para expedir los CSB, así como una lista actualizada de los datos de contacto.
- Asegurar que los inspectores sean capaces de una comunicación clara con el operador o agente del buque y la tripulación.
- Determinar y difundir los canales de comunicación correctos entre la autoridad competente, el medio de transporte y sus operadores/agentes.
- Evaluar el volumen, frecuencia y tipo de llegadas de embarcaciones.

3.1.2 Capacitación

- Desarrollar e implementar planes que identifiquen las necesidades de formación, los Requisitos de calificación y los criterios de competencia.
- Garantizar que los inspectores estén preparados para emitir los CSB también en inglés.
- Los inspectores deben estar familiarizados con las listas de comprobación del presente manual.
- Los inspectores deben conocer todos los procedimientos necesarios para inspeccionar buques y expedir los CSB.
- Los inspectores deben demostrar un buen conocimiento del significado de los diferentes tipos de certificado según la definición del presente manual y del texto legal del RSI (2005).
- Los inspectores deben estar capacitados para realizar un tipo de inspección adecuado al tamaño y tipo de embarcación.

3.1.3 Equipamiento

- Garantizar que las herramientas y los equipos necesarios para la inspección y adopción de las medidas de control, incluidos los equipos de protección personal (EPP) y equipos de toma de muestras, estén siempre disponibles y en buenas condiciones (véase el equipamiento y la lista de los EPP recomendados en los anexos 4 y 5).
- Asegurar el suministro de los formularios apropiados y de los sellos de autentificación de los certificados y comprobar que éstos son los idóneos.

3.1.4 Administración

- Desarrollar y aplicar un sistema de gestión de calidad para supervisar, auditar y evaluar los resultados de las inspecciones.
- Desarrollar y aplicar un sistema de control administrativo y mantenimiento de registros de los CSB emitidos, como, por ejemplo, un sistema de archivos o base de datos con las inspecciones realizadas previamente y los certificados expedidos, que sea capaz de detectar las deficiencias anteriores.

- Establecer un sistema para cobrar las cuotas acordadas para la inspección.
- Identificar las zonas portuarias para realizar las inspecciones de forma segura y para la adpción de las medidas de control, en su caso, e identificación de las instalaciones y servicios enumerados en el anexo 1B del RSI (2005).

3.2 La planificación de la inspección in situ

- Solicitar y registrar la información previa a la llegada de la embarcación suministrada por el operador o agente del buque (es decir, confirmar la hora de llegada, el puesto de atraque, la solicitud de inspección, el puerto anterior y posterior, el estado de salud a bordo, la identidad y datos de contacto del operador de medios de transporte/ agente).
- Realizar la evaluación de los riesgos para la salud pública basados en la información recibida y organizar el equipo personal y material necesario para la inspección individual.
- Preparar de forma comprensible información acerca de los procedimientos de inspección para que sea transmitida a la embarcación de antemano (p ej., un folleto). En el caso de inspecciones no anunciadas, esta información no deberá transmitirse por adelantado. Dicha información deberá contener:

- una lista de los documentos necesarios para la inspección;
- una recomendación sobre la conveniencia de una persona de contacto a bordo, y
- un aviso acerca de la accesibilidad de las áreas de inspección, para que ésta se desarrolle de forma tranquila.

4. MEDIDAS Y PROCEDIMIENTOS OPERATIVOS PARA LA INSPECCIÓN DE BUQUES Y EMISIÓN DE LOS CERTIFICADOS DE SANIDAD A BORDO

El propósito de este tipo de inspección es confirmar que el buque opera de acuerdo con la práctica adecuada para evaluar y controlar los riesgos para la salud a bordo.

Una inspección proporciona una visión general de las operaciones del buque y de cómo éste pone en marcha y mantiene sus sistemas. El inspector debe investigar para identificar los riesgos derivados de las actividades de los buques y la efectividad de su propia evaluación de los riesgos y de su control. Debe, asimismo, evaluar tanto la calidad de los planes como el grado de ejecución de los mismos. En concreto, la inspección debe determinar si el operador del buque y/o el capitán han identificado peligros significativos, han evaluado los riesgos y han identificado los controles adecuados para gestionar de forma eficaz los riesgos para la salud.

Para poder emitir un CSB, un puerto debe contar con personal especializado y bien entrenado para subir a bordo de un buque y poder identificar cualquier riesgo significativo para la salud pública y exigir, en caso necesario, la aplicación de medidas de control. Los inspectores tendrán que cumplir todos los procedimientos administrativos y técnicos que permitan un acceso eficiente y seguro al buque antes de subir al mismo, y seguirán los procedimientos que garantizan un nivel razonable de seguridad mientras el inspector esté en el muelle, durante su embarque y durante la visita de inspección.

Si se va a emitir un nuevo certificado, deben inspeccionarse todas las áreas. Debe impedirse la contaminación cruzada de las áreas durante el proceso de la inspección (p. ej., como se describe en el anexo 3).

Antes de comenzar la inspección, si es posible, se debe informar al capitán del buque sobre el propósito de la inspección y asesorar para que preparen todos los documentos requeridos, así como solicitar que designen a una persona de contacto que estará disponible a bordo para facilitar la inspección.

Toda inspección debe incluir una reunión preliminar con el operador o agente del buque y el capitán para discutir sobre los sistemas y procedimientos sanitarios, así como una revisión de la documentación pertinente que la autoridad competente remitió al capitán o a su representante antes de la inspección.

Si la evaluación de los riesgos y el sistema de gestión de los mismos no son satisfactorios, o si existen pruebas de que la puesta en marcha de este sistema no es adecuada y se identifican peligros potenciales imprevistos, el inspector debe discutir estos asuntos con el capitán al finalizar la visita. En la discusión se podrían incluir consideraciones sobre informes de inspecciones anteriores, la documentación actual pertinente y todas las actividades relativas a los alimentos y al agua que se realizan en el buque.

Posteriormente, el inspector debe preparar un resumen por escrito que confirme todos los problemas que incumplen este manual u otros documentos técnicos (p. ej., la Guía de sanidad a bordo de la OMS) utilizando el Formulario de informe de pruebas (véase el anexo 7). También debe anotar los consejos relevantes dados, incluyendo el tiempo previsto para aplicar las medidas correctivas propuestas.

Si se observan medidas de control anotadas en el CCSB actual o en un Formulario de informe de pruebas (véase el anexo 7) del que ya dispongan, el inspector debe verificar que se han ejecutado satisfactoriamente.

Si las condiciones en las que se realiza la inspección y/o se practican las medidas de control son tales que no se puede obtener un resultado positivo, la autoridad competente deberá dejar constancia de esta situación anotándolo en el CCSB.

4.1 Revisión de la documentación

Para el propósito de la inspección es necesario recibir información sobre el buque, su carga y los posibles riesgos para la salud pública, pero la información y los documentos solicitados a los operadores de medios de transporte debe restringirse a la que tiene que ver con los riesgos para la salud pública.

Se deben seguir las recomendaciones del RSI (2005) con respecto a los documentos de salud y los enumerados en otros acuerdos internacionales, tales como el Convenio de la OMI sobre la protección del medio ambiente y el saneamiento en general, (p. ej., el Convenio internacional para prevenir la contaminación por los buques, 1973, modificado por el Protocolo de 1978 [MARPOL] y el Convenio para facilitar el tráfico marítimo internacional, 1965, en su versión modificada de 2006).

La autoridad nacional debe enviar con antelación una lista de todos los documentos requeridos (p. ej., al agente marítimo), para que el capitán del barco esté preparado para la inspección antes de que el funcionario inspector suba a bordo.

La Declaración Marítima de Sanidad (véase el modelo establecido en el anexo 8 del RSI [2005]) contiene los datos esenciales relativos al estado de salud de la tripulación y de los pasajeros durante el viaje y a su llegada al puerto, y facilita información importante sobre:

- identificación del buque;
- lista de los puertos donde ha realizado escala en los últimos 30 días;
- lista de tripulantes y pasajeros en los últimos 30 días;

- validez (fecha de caducidad) del CSB actual y si precisa la realización de una nueva inspección, y
- las áreas afectadas visitadas.

El CSB (véase el modelo en el anexo 3 del RSI [2005]) identifica todas las áreas del buque con riesgos para la salud pública, junto con las medidas de control requeridas que deben aplicarse.

El Certificado Internacional de Vacunación o Profilaxis (véase el modelo establecido en el anexo 6 del RSI [2005]) demuestra que los miembros de la tripulación y los pasajeros han sido vacunados de acuerdo con los Requisitos de entrada.

La autoridad competente puede solicitar los siguientes documentos, de acuerdo con la lista de documentos del Convenio para facilitar el tráfico marítimo internacional, 1965 (en su versión modificada de 2006), para evaluar el riesgo para la salud pública:

- Declaración general, para obtener datos relativos al nombre, tipo y pabellón del buque. También proporciona información útil acerca de los Requisitos del buque en cuanto a residuos e instalaciones para la recepción de los mismos, y un resumen de las particularidades del viaje;
- Declaración de carga y declaración de provisiones de a bordo: datos relativos a la carga, p. ej., puerto de carga/descarga y descripción de las mercancías;
- Manifiesto de mercancías peligrosas, con los datos referidos a las mismas, como por ejemplo riesgo(s) secundario(s), cantidad, posición durante su estiba y a bordo.

Con el propósito de evaluar los riesgos para la salud pública, y si se considera apropiado, se pueden solicitar también las siguientes fuentes adicionales de información:

- planes de gestión para aprovisionamiento de agua, seguridad alimentaria, control de plagas, aguas residuales y sentinas y residuos, etc.;
- Formulario de agua de lastre de la OMI;
- registro médico: facilita información sobre incidencias a bordo del buque que podrían constituir problemas sanitarios previstos en el RSI (2005);
- listado de medicamentos: proporciona información sobre la clase y cantidad de medicamentos que contiene el botiquín;
- informe de análisis del agua potable: proporciona los resultados de análisis microbiológicos y/o químicos del agua potable a bordo.

La autoridad competente debe desarrollar protocolos y procedimientos para la transmisión de datos antes del arribo y partida de los buques, para que la información requerida sea procesada eficazmente.

4.2 Proceso de Inspección

La inspección se realiza mediante observación de las áreas del buque y debe considerar todas las áreas que figuran en este manual (véase anexo 3) cuando el barco requiera un nuevo certificado. El objetivo principal de la inspección es confirmar que los puntos de control se hayan identificado correctamente y las medidas de control o acciones correctivas hayan sido realizadas.

Los inspectores, durante la inspección a bordo y en las zonas portuarias, deben asegurarse de llevar una identificación adecuada así como los equipos de protección personal y prendas de vestir apropiados (incluidos, pero no solamente, un chaleco salvavidas, casco de seguridad, botas de seguridad, ropa de alta visibilidad, protección respiratoria y protección auricular para el ruido, guantes de goma, gafas protectoras, mascarillas FFP3 y batas/monos de un solo uso, según sea necesario).

Antes de iniciar la inspección los inspectores deben contar con identificación y acreditación de seguridad de las autoridades portuarias y de los operadores de los buques.

Es una regla general comenzar la inspección presentando al equipo de inspección y explicando en términos generales el objetivo de la misma al capitán y recibir de él la información relativa a las condiciones de funcionamiento y normas de seguridad que deben seguirse a bordo. Esto debe realizarse en un espacio privado, si se dispone del mismo. Asimismo, se debe comunicar al capitán cómo se llevará a cabo la inspección y la documentación que se revisará a bordo.

La secuencia y flujo preferidos para la inspección (véase anexo 3) se dejan a criterio de los inspectores. Sin embargo se debe evitar en todo momento la contaminación cruzada debido a las actividades de inspección. Por lo tanto, se debe tener en cuenta la higiene personal, ropa limpia y estado de salud de los inspectores.

Si se precisa la expedición de un nuevo certificado, se tienen que inspeccionar todas las áreas. Si el buque no está vacío, también se debe inspeccionar la carga, si procede, especialmente para examinar la presencia de vectores en la misma. Si el equipo de inspección cuenta con personal suficiente, se podría dividir para inspeccionar las diferentes áreas. El propósito de esta tarea es lograr la inspección de todas las áreas, tomando en consideración la disponibilidad de tiempo, el número de inspectores y el tamaño y tipo del buque.

En las listas de comprobación de este manual se incluyen todas las áreas que deben inspeccionarse, las pruebas que se pueden encontrar, las fuentes de información y las medidas de control adecuadas que deben adoptarse. Esto ayudará a identificar las deficiencias y posibles incumplimientos antes de completar el certificado.

4.3 Toma de muestras

El modelo del CSB, en el anexo 3 del RSI (2005), contiene columnas para el registro de «resultados de las muestras» como parte de la inspección e información relacionada, pero no es necesario tomar muestras en todas las inspecciones previstas en el RSI. Las condiciones por las que puede ser necesario tomar y analizar muestras dependerán de factores tales como las circunstancias particulares que se describen en las listas de comprobación, de las pruebas halladas por el personal de inspección, de la naturaleza de cualquier riesgo potencial para la salud pública, y de la adecuación, en un contexto particular, de las técnicas de inspección habituales que no conllevan la obtención de muestras. Por ejemplo, si el sistema de agua potable fría muestra temperaturas superiores a 25 °C, el riesgo de contaminación por Legionella aumenta. Por tanto, esta temperatura requerirá la toma de una muestra de agua.

En los buques también se puede encontrar una concentración nociva distinta de la contaminación microbiana, p. ej., química o de fuentes radiactivas. Los métodos para la toma de muestras de estos problemas se describen en la Guía de sanidad a bordo de la OMS.

Si los resultados de las muestras están pendientes, se debe emitir un CCSB y anotar «Resultados pendientes» en el mismo.

En general, cuando se encuentren a bordo signos o síntomas clínicos de enfermedad, e información documentada en hechos o en pruebas de que existe un riesgo para la salud pública (incluidas las fuentes de infección y contaminación), la autoridad competente debe decidir las medidas adecuadas de salud pública que deben instaurarse para alcanzar un nivel adecuado de control del riesgo para la salud pública identificado. Al mismo tiempo, cuando existan métodos o materiales aconsejados por la OMS para estos procedimientos, son éstos los que se deben utilizar, salvo que la autoridad competente determine que otros métodos son igualmente seguros y fiables.

4.4 Emisión de certificados

El CECSB/CCSB consta de dos partes: a) el impreso para el certificado resalta las áreas clave del buque que deben inspeccionarse, y b) el anexo incluye las referencias a los sistemas de gestión de los alimentos, agua, residuos, piscinas y espás, instalaciones médicas y otras dependencias que podrían requerir una inspección más detallada en función del tamaño y tipo de buque. El Formulario de informe de pruebas se puede utilizar para enumerar las pruebas encontradas y las medidas que se recomiendan.

Después de la inspección, el inspector debe informar al capitán de sus hallazgos, antes de emitir un CSB. Es importante asegurarse de que el capitán o su representante disponen de tiempo suficiente para subsanar las posibles deficiencias y encontrar y recopilar toda la documentación necesaria para la inspección antes de cumplimentar el certificado. En función de las pruebas encontradas durante la inspección sobre la adecuación de las medidas sanitarias adoptadas a bordo, se expedirá un CECSB o un CCSB (véase el diagrama de flujo en el anexo 2, y el artículo 39 del RSI [2005]).

Instrucciones para cumplimentar el certificado:

- Tachar en el título el certificado no aplicable (ya sea CECSB o CCSB).
- Completar la información requerida en las dos tablas (nombre del buque, pabellón, etc.).
- Elegir la tabla aplicable (a la izquierda: CECSB, a la derecha: CCSB).
- Completar todas las casillas en las columnas.
- Escribir de forma legible y utilizar una terminología acorde a las listas de comprobación de este manual.
- Si no hay suficiente espacio para documentar las pruebas en el CSB, utilizar el Formulario de informe de pruebas.
- Indicar con N/P las áreas que no son aplicables en la inspección.
- Utilizar la expresión «ninguno" o "nulo» en las áreas en las que no se halle ninguna prueba.
- Enumerar los documentos examinados.
- Usar la expresión «ninguno" o "nulo» si no se examinó ningún documento.
- Indicar claramente si se revisaron los resultados de las muestras con un «Sí» o un «No».
- Indicar si se tomaron las muestras pero los resultados todavía no están disponibles mediante la expresión «resultados de las muestras pendientes».
- Firmar (el inspector que realizó la inspección debe identificarse), fechar y sellar el certificado.
- Asegurarse de que todos los certificados sean legibles.
- Asegurarse de que al menos uno de los idiomas usados en el certificado sea el inglés.

Si se realiza una reinspección de un buque que dispone de un certificado válido, se debe adjuntar el Formulario de informe de pruebas al certificado original para registrar más información. En el certificado original se debe registrar la existencia de un documento adjunto (preferiblemente con un sello como se señala en el capítulo 4.4.4) con la firma del inspector. El documento adjunto debe también hacer referencia a la existencia del certificado original.

4.4.1 Certificado de control de sanidad a bordo (CCSB)

Se expedirá un CCSB cuando a bordo existan pruebas de riesgo para la salud pública, incluyendo las fuentes de infección y contaminación, después de que las medidas de control requeridas se hayan completado satisfactoriamente. Debe utilizarse el CCSB para registrar las pruebas encontradas, las medidas de control adoptadas, así como las muestras que se han tomado y los resultados de las pruebas de laboratorio si fuese pertinente; en caso necesario se adjuntará el Formulario de informe de pruebas.

Si las condiciones en las que las medidas de control se llevan a cabo son tales que, a juicio de la autoridad competente, no se puede conseguir un resultado positivo en el puerto donde se realizó la operación, la autoridad competente deberá dejar constancia en este sentido en el certificado, identificando todas las pruebas de riesgos para la salud pública encontradas en este buque, junto con las medidas de control requeridas para que se apliquen en el siguiente puerto de escala. Si se permite que el buque parta del puerto, la autoridad competente, en el momento de su salida, deberá informar al próximo punto de entrada conocido, por medios rápidos de comunicación como el correo electrónico, fax o teléfono, sobre el tipo de pruebas y las medidas de control necesarias, especialmente en aquellos contextos donde el riesgo para la salud pública pueda propagarse internacionalmente o pueda suponer un peligro grave y directo para la salud de las poblaciones humanas.

Cualquier indicio de riesgo para la salud pública identificado, así como la necesidad de aplicar medidas de control o cualquier anotación de muestras de laboratorio pendientes de resultado que pudieran dar lugar a la emisión del certificado de control de sanidad a bordo deberán documentarse en dicho certificado cuando sea pertinente.

4.4.2 Certificado de exención del control de sanidad a bordo (CECSB)

Según el RSI (2005), se expedirá un CECSB cuando no existan pruebas de ningún riesgo para la salud pública a bordo y la autoridad competente se haya cerciorado de que la embarcación está exenta de infección y contaminación, incluidos vectores y reservorios. De ordinario, este certificado se expedirá solo si la inspección se ha efectuado con el buque y las bodegas vacías o cargadas exclusivamente de lastre u otro material similar que posibilite una inspección minuciosa de las bodegas (artículo 39 del RSI [2005]).

Es importante señalar que, a pesar de la presencia de un CECSB válido o de una prórroga, en virtud del RSI (2005) se puede exigir en diversas circunstancias una nueva inspección como se señala en los artículos 23 y 27 y el anexo 4 del RSI (2005) (por ejemplo, si la evaluación previa indica una sospecha inicial de riesgo para la salud pública).

4.4.3 Prórroga del certificado de sanidad a bordo

Los CECSB y CCSB serán válidos por un período máximo de seis meses. Este plazo se podrá prorrogar un mes más si la inspección o las medidas de control requeridas no pueden realizarse en el puerto. Sin embargo, si un buque constituye un grave riesgo para la propagación de una enfermedad y es necesario realizar la desinfección, descontaminación, desinsectación, desratización o cualquier otra medida para prevenir la propagación de la infección o contaminación, estas medidas se deberán realizar en el próximo punto de entrada. En el momento de la salida, la autoridad competente informará a la autoridad competente del siguiente punto de entrada de las pruebas encontradas y las medidas de control requeridas.

El objetivo de la prórroga es permitir que el barco pueda llegar a un puerto donde se pueda realizar la inspección y adoptar las medidas de control necesarias sin tener que viajar con un certificado caducado.

Se puede conceder una prórroga dentro de los treinta días anteriores a la fecha de caducidad del CSB, pero dicha prórroga no puede ser superior a treinta días después de la fecha de caducidad (artículo 39 del RSI [2005]).

Para facilitar un estándar común se recomienda utilizar un “sello de prórroga» como se muestra a continuación, que se debe colocar (sellar) en el certificado existente.

PRÓRROGA

La validez de este certificado se prorroga hasta el ...../....../........(dd/mm/aaaa)

(máximo 30 días tras la fecha de caducidad)

por la autoridad competente del Puerto de ....

Fecha y Firma:--------------------------------------

4.4.4 Formulario de informe de pruebas

El Formulario de informe de pruebas (véase el anexo 7) puede ser utilizado como el documento que evidencia un riesgo de salud pública encontrado durante la inspección, así como las medidas de control o las acciones correctivas prescritas. Las palabras “requeridas” y “recomendadas” serán utilizadas en función de las pruebas encontradas, las muestras analizadas y los documentos revisados. El inspector deberá entregar el CSB junto con el Formulario de informe de pruebas al capitán del buque. Si se genera un documento adjunto al CSB, se debe anotar este hecho en el certificado. Para facilitar un estándar común se recomienda utilizar un “sello de documento adjunto” como el que se muestra a continuación.

VÉASE DOCUMENTO ADJUNTO

Se adjunta un documento a este certificado por la autoridad competente del Puerto de ....

El anexo contiene .... páginas

Fecha y firma:----------------------

Algunas medidas de control deben adoptarse inmediatamente para evitar la propagación de una enfermedad y controlar un peligro grave y directo existente. Cualquier medida de control requerida exige de forma automática la expedición de un CCSB.

Otras medidas son de carácter preventivo para evitar riesgos potenciales y son recomendaciones que deben seguir la tripulación y los operadores de medios de transporte, según la evaluación del riesgo que realiza la autoridad competente durante la inspección.

Se han utilizado las normas y reglamentos internacionales vigentes como base para definir las medidas "requeridas" o "recomendadas". Si se utiliza el verbo «deberá» cuando se menciona una medida en los artículos pertinentes y en los convenios, normas y reglamentos internacionales, se considerará como medida requerida. Por ejemplo, el Convenio sobre la alimentación y el servicio de fonda (tripulación de buques) (núm. 68) de la OIT establece especificaciones detalladas sobre el suministro de alimentos y el servicio de restauración a bordo diseñados para garantizar la salud y el bienestar de la tripulación del buque. Esta medida se introduce con el verbo «deberá», de modo que será una disposición "requerida".

Artículos publicados en revistas científicas demuestran que existen pruebas de que los riesgos para la salud pública son causa de emergencias de salud pública en los puntos de entrada o en medios de transporte, y justifican por qué son importantes y significativas las medidas especificadas para controlar la contaminación e infección, y constituyen las bases científicas para definir qué medidas deben ser requeridas. Por ejemplo, hemos visto documentados brotes masivos de enfermedades transmitidas por alimentos que estaban infectados, principalmente por patógenos que surgieron por control inadecuado de la temperatura a través de la cadena alimentaria. Por lo tanto, las medidas preventivas en materia de control de la temperatura de los alimentos: materia prima, preparación, elaboración y servicio, son cruciales y deben considerarse como medidas requeridas.

Algunas medidas se basaron en experiencias reconocidas, como las mejores prácticas internacionales, que se pueden utilizar para alcanzar las metas de control de la infección y de la contaminación de una manera eficaz y eficiente.

4.4.5 Medios de transporte afectados y certificados de sanidad a bordo

Según los artículos 27 y 39 del RSI (2005), se considerará que un buque está afectado:

- si no dispone de un CCSB o un CECSB válidos;
- si a bordo de un medio de transporte existen signos o síntomas clínicos e información basada en hechos o pruebas de que existe un riesgo para la salud pública, incluidas las fuentes de infección y contaminación. En estas circunstancias, se considerará afectado aunque disponga de un CCSB o un CECSB.

Si la autoridad competente no puede aplicar las medidas de control requeridas, o los resultados de las medidas de control son ineficaces, se expedirá un documento adjunto a los certificados (p. ej., un Formulario de informe de de pruebas, anexo 7) registrando en él las observaciones sobre hechos o pruebas de riesgo para la salud pública y las medidas de control requeridas. El documento adjunto deberá estar claramente identificado como anexo al certificado original y relacionado con este por medio de, por ejemplo, la fecha y el puerto emisor (véase anexo 2).

Cuando se realice una reinspección del buque en el puerto siguiente para comprobar las medidas requeridas por la autoridad competente precedente y verificar que los controles se han realizado de forma efectiva, se registrarán las notas pertinentes en el documento adjunto. En este caso el buque dejará de considerase como un medio de transporte afectado según el artículo 27 del RSI (2005), a menos que durante la reinspección se identifiquen otros riesgos para la salud pública. La fecha inicial de validez del certificado de exención no se ve afectada, a menos que se haya realizado una inspección completa y se expida un nuevo certificado, de acuerdo con el capitán del buque.

5. MEDIDAS DE CONTROL

Una vez que los riesgos para la salud pública han sido identificados en base a la información o las pruebas encontradas, la autoridad competente debería determinar las medidas de control adecuadas y examinar la idoneidad de los controles existentes. Los riesgos para la salud pública se pueden controlar por muchos medios. La autoridad competente debería exigir las medidas de control que sean razonables y viables de acuerdo con la evaluación del riesgo y se deben evitar medidas innecesarias o excesivas. En suma, se debe tener en cuenta la disponibilidad de recursos técnicos y unos costes razonables a la hora de valorar las distintas opciones de control.

Cuando exista un riesgo para la salud pública, es necesario identificar las medidas de control que reducirán el riesgo a un nivel aceptable. Es responsabilidad del operador del medio de transporte controlar cualquier riesgo a bordo. No obstante, la autoridad competente debería facilitar un asesoramiento razonable para identificar de forma adecuada las opciones de control más viables y pertinentes.

La aplicación de medidas de control de los riesgos para la salud pública en los buques debe hacerse solo después de que todas las partes principales (es decir, el capitán y el operador del medio de transporte o agente consignatario, así como las autoridades portuarias que participan en esta actividad) hayan sido plenamente informadas de los métodos que se utilizarán. Las actividades críticas, tales como la designación de las zonas portuarias que se utilizarán para la cuarentena de barcos sospechosos de transportar un riesgo para la salud pública, necesitan identificarse con suficiente antelación, en cooperación con el operador portuario encargado del movimiento de las embarcaciones. El programa de trabajo que deberá llevarse a cabo tendrá que confirmarse con los miembros de la tripulación encargados de la supervisión y anotarse en las acciones correctivas.

Los métodos propuestos en la Parte B de este manual para la observación y medición de los riesgos para la salud pública en los buques se basan en la información proporcionada por las directrices ya existentes y en las recomendaciones de los expertos de los Estados Partes de la OMS, o las organizaciones internacionales y la industria naviera.

En todos los casos, las medidas de desinsectación, descontaminación, desratización, desinfección o cualquier otra medida de control sanitario, conforme al RSI (2005), se aplicarán de forma que se eviten posibles lesiones, y en la medida de lo posible, molestias a las personas. Asimismo, se evitarán los daños ambientales que tengan repercusiones en el equipaje, carga, contenedores, medios de transporte, mercancía o paquetes postales (anexo 4B.1 del RSI [2005]). En la medida de lo posible, las instalaciones utilizadas por los viajeros en los puntos de entrada deben mantenerse en buenas condiciones higiénicas y libres de fuentes de infección o contaminación, incluidos vectores y reservorios (artículo 22.2 del RSI [2005]). Estas medidas se aplicarán de forma inmediata y de manera transparente y no discriminatoria (artículo 42 del RSI [2005]).

6. OTROS ACUERDOS E INSTRUMENTOS INTERNACIONALES PERTINENTES

Aunque este documento se centra en las disposiciones específicas del RSI (2005), otros instrumentos y acuerdos internacionales también se ocupan de cuestiones semejantes, tales como la seguridad y la comodidad de la tripulación, y de algunos aspectos operativos como la facilitación, la comunicación, la contaminación marítima, la seguridad y la protección de los buques y los puertos. Estos instrumentos y acuerdos incluyen los adoptados bajo los auspicios de la OIT y la OMI. Estos instrumentos internacionales deben ser compatibles y sinérgicos con el RSI (2005). En cualquier caso, el RSI (2005) establece que el Reglamento Sanitario Internacional y otros instrumentos deben interpretarse de forma compatible. Algunos de estos instrumentos y acuerdos figuran, según proceda, en partes del presente manual.

Conforme a lo dispuesto en el RSI (2005) y con sujeción al párrafo anterior, las regulaciones no impiden que los Estados Partes tengan intereses comunes en cuanto a las condiciones sanitarias, geográficas, sociales o económicas. Los Estados Partes no están excluidos de establecer tratados o acuerdos especiales para facilitar la aplicación de la normativa, con especial atención:

- al intercambio rápido y directo de información en materia de salud pública entre territorios vecinos de diferentes Estados Partes;
- a las medidas sanitarias aplicables al tráfico costero internacional y al tránsito internacional por aguas bajo su jurisdicción;
- a las medidas sanitarias aplicables en la frontera común de territorios contiguos de diferentes Estados Partes;
- a los acuerdos para trasladar a la tripulación y los pasajeros afectados, o los restos humanos afectados, con medios de transporte especialmente adaptados para este fin, y
- a la desratización, desinsectación, desinfección, descontaminación u otros tratamientos concebidos para eliminar de las mercancías los agentes patógenos.

El RSI (2005) también establece que, sin perjuicio de sus obligaciones en virtud del Reglamento, los Estados Partes que sean miembros de una organización de integración económica regional aplicarán en sus relaciones mutuas las normas comunes en vigor en esa organización.

PARTE B :
LISTAS DE COMPROBACIÓN
PARA LA INSPECCIÓN DEL BUQUE

Área 1 Camarotes

Introducción

La principal responsabilidad a bordo relacionada con el mantenimiento de un entorno seguro para la tripulación y los viajeros corresponde al operador. Dado que el RSI (2005) y demás acuerdos internacionales pertinentes deben interpretarse de manera que sean compatibles (artículo 57), los camarotes para los miembros de la tripulación deben cumplir con lo establecido en los convenios de la OIT relacionados con el alojamiento, la alimentación y el servicio de fonda para la tripulación. Para los buques construidos antes de julio de 2006, todos los camarotes de la tripulación deberán cumplir con lo establecido en la Convenio núm. 92 de la OIT sobre el alojamiento de la tripulación (revisado), 1949, y en sus disposiciones complementarias de 1970 (núm. 133). Para los buques construidos después de julio 2006, los camarotes deberán cumplir el Convenio sobre el trabajo marítimo, 2006.

Normas y recomendaciones internacionales

OIT Convenio sobre el trabajo marítimo, 2006

1. Artículo IV, Derechos en el empleo y derechos sociales de la gente de mar, párrafo 3: Toda la gente de mar tiene derecho a condiciones decentes de trabajo y de vida a bordo; párrafo 4: Toda la gente de mar tiene derecho a la protección de la salud, a la atención médica, a medidas de bienestar y a otras formas de protección social.
2. Regla 3.1: Alojamiento y servicios de esparcimiento.

OIT Convenio núm. 92 sobre el alojamiento de la tripulación (revisado), 1949.

El Convenio sobre el alojamiento de la tripulación (revisado), 1949, establece las especificaciones detalladas relativas a cuestiones como los dormitorios, comedores, salas de recreo, ventilación, calefacción, sistemas de alumbrado e instalaciones sanitarias a bordo del buque.

OIT Convenio núm. 133 sobre el alojamiento de la tripulación (disposiciones complementarias), 1970.

OIT Recomendación núm. 140 sobre el alojamiento de la tripulación (aire acondicionado), 1970.

OIT Convenio núm. 147 sobre la marina mercante (normas mínimas), 1976

Riesgos principales

Los factores que contribuyen a la aparición de riesgos para la salud pública a bordo incluyen el diseño, la construcción, la gestión y el uso de los camarotes.

Revisión de la documentación

- Planos de construcción de las instalaciones sanitarias y de ventilación.
- Registros y procedimientos de limpieza.
- Planos de construcción que muestren la ausencia de contaminación cruzada entre determinadas áreas limpias y sucias.
- Prueba de humos realizada en los extractores y en las tomas de aire próximas a los mismos.

Referencias

Convenios Internacionales

OIT Convenio sobre el trabajo marítimo, 2006.

Publicaciones científicas

Barker J, Stevens D y Bloomfield SF (2001). Spread and prevention of some common viral infections in community facilities and domestic homes. Journal of Applied Microbiology, 91(1):7–21.

Black RE et al. (1981). Handwashing to prevent diarrhea in day-care centers. American Journal of Epidemiology, 113(4):445–451.

Carling PC, Bruno-Murtha LA y Griffiths JK (2009). Cruise ship environmental hygiene and the risk of norovirus infection outbreaks: an objective assessment of 56 vessels over 3 years. Clinical and Infectious Diseases, 49:1312–1317.

Centers for Disease Control and Prevention (2001). Influenza B virus outbreak on a cruise ship—Northern Europe, 2000. Morbidity and Mortality Weekly Report, 50:137–140.

Centers for Disease Control and Prevention (2002). Outbreaks of gastroenteritis associated with noroviruses on cruise ships—United States. Morbidity and Mortality Weekly Report, 51:1112–1115.

Centers for Disease Control and Prevention (2003). Norovirus activity—United States, 2002. Morbidity and Mortality Weekly Report, 52:41–45.

Chimonas MA et al. (2008). Passenger behaviors associated with norovirus infection on board a cruise ship—Alaska, May to June 2004. Journal of Travel Medicine, 15:177–183.

Corwin AL et al. (1999). Shipboard impact of a probable Norwalk virus outbreak from coastal Japan. The American Journal of Tropical Medicine and Hygiene, 61:898–903.

Cramer EH, Blanton CJ y Otto C (2008). Shipshape: sanitation inspections on cruise ships, 1990–2005, Vessel Sanitation Program, Centers for Disease Control and Prevention. Journal of Environmental Health, 70:15–21.

Depoortere E y Takkinen J (2006). Coordinated European actions to prevent and control norovirus outbreaks on cruise ships. Euro Surveillance: European Communicable Disease Bulletin, 11:E061018.

Enserink M (2006). Infectious diseases. Gastrointestinal virus strikes European cruise ships. Science, 313:747.

Hansen HL, Nielsen D y Frydenberg M (2002).Occupational accidents aboard merchant ships. Occupational and Environmental Medicine, 59(2):85–91.

Herwaldt BL et al. (1994). Characterization of a variant strain of Norwalk virus from a foodborne outbreak of gastroenteritis on a cruise ship in Hawaii. Journal of Clinical Microbiology, 32:861–866.

Ho MS et al. (1989). Viral gastroenteritis aboard a cruise ship. The Lancet, 2:961–965.

Lang L (2003). Acute gastroenteritis outbreaks on cruise ships linked to Norwalk-like viruses. Gastroenterology, 124:284–285.

Lawrence DN (2004). Outbreaks of gastrointestinal diseases on cruise ships: lessons from three decades of progress. Current Infectious Disease Reports, 6:115–123.

O'Neill HJ et al. (2001). Gastroenteritis outbreaks associated with Norwalk-like viruses and their investigation by nested RT-PCR. BMC Microbiology, 1:14.

Verhoef L et al. (2008). Multiple exposures during a norovirus outbreak on a river-cruise sailing through Europe, 2006. Euro Surveillance: European Communicable Disease Bulletin, 13(24) pii:18899.

Widdowson MA et al. (2004). Outbreaks of acute gastroenteritis on cruise ships and on land: identification of a predominant circulating strain of norovirus—United States, 2002. Journal of Infectious Diseases, 190:27–36.

Código de áreas	Resultados de la inspección: pruebas encontradas, resultados de las muestras, documentos revisados	Medidas de control / acciones correctivas	Requerida	Recomendada
1.1 Construcción				
1.1.1 ☒	Las superficies y los accesorios son difíciles de limpiar o no están adecuadamente sellados.	El camarote debe construirse con un material que sea de fácil sellado y limpieza.		☒
1.1.2 ☒	Los camarotes están construidos con materiales inadecuados creando condiciones potenciales para infestación por vectores.	Todos los camarotes tienen que mantenerse libres de la entrada de vectores.		☒
1.1.3 ☒	No se dispone de ventana o el sistema de ventilación es inadecuado, afectando a la salud de los ocupantes.	Deben existir sistemas de ventilación adecuados o ventanas con mallas metálicas apropiadas, especialmente en los dormitorios y comedores, para evitar la propagación de enfermedades. El ajuste del sistema de ventilación dependerá del clima en que el buque esté navegando.		☒
1.1.4 o	No hay ningún sistema de calefacción disponible.	Proporcionar un sistema de calefacción adecuado.		o
1.1.5 o	Los dormitorios para los tripulantes o pasajeros están construidos con materiales de mala calidad.	Los dormitorios deberán estar separados y construirse con acero o cualquier otro material aprobado, y deberán ser herméticos a prueba de agua y gas.		o
1.1.6 o	No hay ningún cuarto de aseo disponible para los miembros de la tripulación.	Proporcionar instalaciones de aseo para los miembros de la tripulación, ya sea en sus camarotes o en un lavabo común fuera de los camarotes individuales.	o	
1.1.7 o	No se dispone de cuartos de baño o de ducha.	Equipar los dormitorios con baño privado o baño común que incluyan inodoro.		o
1.1.8 o	No existen sistemas de drenaje, o si los hay, no pueden hacer frente a las necesidades.	Instalación de sistemas de drenaje adecuados.		o
1.1.9 o	Las puertas y ventanas exteriores no están protegidas para evitar la entrada de vectores.	Aplicar medidas para garantizar la detección eficaz de la entrada de vectores.		o
		Construir las puertas de manera que se abran hacia fuera y se autocierren.		o
		Proporcionar material informativo sobre las distintas medidas de prevención.		o
1.1.10 o	La malla metálica no es de diámetro suficientemente pequeño (eso es, máximo 1,6 mm).	Instalar mallas de 1,6 mm de diámetro o inferior.		o
1.1.11 o	Falta de espacio ventilado entre los cuartos de aseo, camarotes y zonas de alimentos.	Modificar la construcción de las instalaciones de aseo para permitir la ventilación de aire libre (evitar la contaminación cruzada).		o
1.1.12 o	Los extractores de aire de los espacios sanitarios están conectados físicamente a los sistemas de abastecimiento de aire o los dos sistemas están demasiado próximos.	Aplicar medidas para corregir la construcción o el diseño con el fin de que la extracción de aire de los espacios sanitarios o de otro tipo no esté conectada a los sistemas de suministro de aire.		o

Código de áreas	Resultados de la inspección: pruebas encontradas, resultados de las muestras, documentos revisados	Medidas de control / acciones correctivas	Requerida	Recomendada
		1.2 Equipamiento		
1.2.1 ☒	No existen instalaciones para lavarse las manos o son inadecuadas.	Disponer instalaciones adecuadas para el lavado de manos (incluyendo jabón líquido, toallas de papel, etc.).		☒
		Proporcionar material informativo sobre la higiene personal, señalización y un programa de sensibilización para la tripulación acerca del uso del inodoro y la importancia de lavarse las manos.		☒
1.2.2 ☒	Los cuartos de aseo no están suficientemente equipados.	Equipar los cuartos de aseo con dispositivos de secado de manos (preferiblemente toallas de papel desechables), papel higiénico y jabón individual o líquido.	☒	
1.2.3 ☒	El almacenamiento inadecuado de los efectos personales facilita las condiciones para la contaminación cruzada.	Disponer de un espacio adecuado para guardar los efectos personales o retirar los mismos a los camarotes individuales.		☒
		1.3 Limpieza y mantenimiento		
1.3.1 o	No existe un programa de limpieza y mantenimiento o resulta inadecuado.	Establecer un programa de limpieza y mantenimiento adecuado.		o
1.3.2 o	Malas condiciones de higiene, con la presencia de polvo y/o residuos y/o vectores.	Establecer programas de limpieza y desinfección.	o	
1.3.3 o	Contaminación por productos químicos u otros agentes.	Aplicar las medidas de descontaminación.	o	
1.3.4 o	Existencia de fugas, derrames o conexiones cruzadas en los inodoros.	Mantener el sistema libre de fugas y retornos.	o	
1.3.5 o	Inodoros con sistemas de descarga en mal estado.	Mantener un buen sistema de descarga de los inodoros.		o
1.3.6 o	Ropa blanca sucia.	Proporcionar instalaciones de lavandería con el equipo adecuado para las labores de lavandería, almacenamiento y distribución (circuitos limpios y sucios bien definidos).		o
1.3.7 o	Indicios de vectores y/o presencia de reservorios.	Realizar la desinfección y aplicar apropiadas medidas de desinsectación o desratización.	o	
		Reparar o sustituir las superficies o los elementos de la instalación para que sean duraderos, llevar a cabo modificaciones conforme al diseño original, de forma que permitan una fácil limpieza y eviten la infestación por vectores.		o
		1.4 Iluminación		
1.4.1 o	Insuficiente iluminación natural o artificial.	Proporcionar iluminación artificial adecuada cuando la luz natural no esté disponible.		o
		1.5 Ventilación		
1.5.1 o	Indicios de suciedad y desechos en los sistemas de calefacción y refrigeración o mala calidad del aire.	Reubicar los sistemas de aire acondicionado y de calefacción con el fin de facilitar la limpieza y desinfección de los mismos.		o

Área 2 Cocina, despensa (gambuza) y áreas de servicio

Introducción

Los principales factores de riesgo que contribuyen a que se desencadenen brotes de enfermedades transmitidas por alimentos a bordo de buques están asociados principalmente con fallos en el control de la temperatura de los alimentos perecederos, manipulación inadecuada de alimentos infectados, contaminación cruzada, calentamiento inadecuado de los alimentos perecederos, alimentos crudos contaminados y uso de agua no potable en la cocina. Dado que algunas enfermedades pueden transportarse de un país a otro por un agente infeccioso o contaminante debido a las medidas insuficientes de control a bordo, la detección de contaminación en las fuentes de los alimentos y en la preparación, la elaboración y el servicio de la comida en el restaurante y comedor es crucial para prevenir y controlar las enfermedades transmitidas por los alimentos.

Normas y recomendaciones internacionales

Comisión del Codex Alimentarius (CAC)

La Comisión del Codex Alimentarius es un compendio de normas alimentarias adoptadas internacionalmente y presentadas de manera uniforme, creada en 1963 por la FAO y la OMS. Incluye, además, disposiciones de carácter consultivo en forma de códigos de prácticas, directrices y otras medidas recomendadas para ayudar a la aplicación de lo establecido por el Codex Alimentarius (CAC 1995, 1997a, b; 1999; 2003). La guía de la CAC proporciona información importante sobre seguridad de los alimentos, a la que se hará referencia en este capítulo.

OIT Convenio sobre el trabajo marítimo, 2006

Regla 3.2: Alimentación y servicio de fonda:

Párrafo 2: Todo Miembro deberá garantizar que los buques que enarbolen su pabellón cumplan las siguientes normas mínimas: b) la organización y el equipo del servicio de fonda permitirán suministrar a la gente de mar comidas adecuadas, variadas y nutritivas, preparadas y servidas en condiciones higiénicas, y c) el personal del servicio de fonda deberá estar debidamente formado o haber recibido instrucciones adecuadas para el ejercicio de sus funciones.

Asimismo, se incluyen otros requisitos y orientaciones relacionados con el manejo adecuado e higiénico de los alimentos.

OIT Convenio núm. 68 sobre la alimentación y el servicio de fonda (tripulación de buques), 1946

Artículo 5:

Todo Miembro deberá mantener en vigor una legislación sobre la alimentación y el servicio de fonda, destinada a proteger la salud y lograr el bienestar de la tripulación de los buques mencionados en el artículo 1.

Esta legislación deberá exigir:

a) que el abastecimiento de víveres y agua potable, habida cuenta del número de tripulantes y la duración y naturaleza del viaje, sea adecuado en cuanto a su cantidad, valor nutritivo, calidad y variedad;

b) que la organización y el equipo del servicio de fonda de todo buque permitan servir comidas adecuadas a los miembros de la tripulación.

Artículo 6: La legislación nacional deberá establecer un sistema de inspección, ejercido por la autoridad competente, sobre:

a) las provisiones de agua y víveres;

b) todas las instalaciones y locales utilizados para el almacenaje y manipulación de víveres y agua;

c) la cocina y demás instalaciones utilizadas para preparar y servir comidas; y
d) la aptitud profesional de los miembros del personal del servicio de fonda a quienes dicha legislación exija la posesión de determinadas calificaciones.

Artículo 7: La legislación nacional o, en su defecto, los contratos colectivos celebrados entre empleadores y trabajadores, deberán prever la inspección a intervalos determinados durante la travesía, por el capitán o un oficial especialmente designado por él a este efecto, acompañado por un miembro responsable del personal de fonda, de:
a) las provisiones de agua y víveres;
b) todos los locales e instalaciones utilizados para el almacenaje y manipulación de víveres y agua, así como las cocinas y cualquier otra instalación utilizada para preparar y servir comidas.
El resultado de cada inspección deberá registrarse por escrito.

APPCC (Análisis de Peligros y Puntos Críticos de Control)
Se define como un sistema para identificar y monitorizar los puntos críticos de control, donde este control es esencial para prevenir, eliminar o reducir un peligro y establecer medidas correctivas en la fabricación y en la cadena de distribución de los alimentos, incluidos el origen y el almacenamiento. Los Planes o Programas de Seguridad Alimentaria (PSA) son necesarios para gestionar el proceso de proporcionar alimentos seguros. Normalmente, los PSA se basan en el sistema de APPCC.

Riesgos principales

Las enfermedades transmitidas por alimentos han sido asociadas a la carga de víveres de mala calidad; sin embargo, incluso si la comida cargada en el puerto es segura, ello no garantiza que seguirá siendo segura durante el almacenamiento, preparación, cocinado, servicio y resto de actividades realizadas a bordo. Los principales riesgos para la seguridad de los alimentos en la cocina, despensa y áreas de servicio son:

• Biológicos (bacterias, virus, hongos y parásitos):
Los riesgos biológicos se producen cuando las bacterias, virus, hongos, levaduras o parásitos contaminan los alimentos. Estos organismos están normalmente asociados a los seres humanos y a las materias primas que entran en el lugar de preparación de los alimentos; por lo tanto, las materias primas en la cocina son factores de alto riesgo en los buques. Asimismo, el control del tiempo de almacenamiento y la temperatura de los alimentos, y el conocimiento y aplicación de buenas prácticas de higiene por parte de los manipuladores de alimentos desempeñan un papel importante en la seguridad alimentaria a bordo del buque.

• Químicos (p. ej., productos de limpieza):
La contaminación química de los alimentos puede producirse inadvertidamente "de forma natural" antes de su carga o durante su preparación, por ejemplo, por el mal uso de productos químicos de limpieza o plaguicidas. Algunos ejemplos de contaminantes químicos naturales son las micotoxinas (aflatoxina), la escombrotoxina (histamina), la ciguatoxina y las toxinas de moluscos.

• Equipamiento y utensilios:
El equipamiento y los utensilios que entran en contacto con los alimentos están diseñados y construidos de forma que, en caso necesario, puedan ser limpiados, desinfectados y mantenidos adecuadamente para evitar la contaminación de los alimentos. El equipamiento y los recipientes normalmente deben estar hechos de materiales que no tengan efectos tóxicos para el uso previsto. En caso necesario, el equipo tendría que ser duradero y móvil o susceptible de ser desmontado para permitir el mantenimiento, limpieza, desinfección, control y también para facilitar la inspección de plagas.

Revisión de la documentación

- Programa y registros de limpieza.
- Registros de compras y documentación sobre el origen de los alimentos (envasado y otra identificación en el embalaje u hoja de identificación del producto por escrito).
- Registro de entrada y salida de víveres de los almacenes.
- Planos de construcción de desagües.
- Informes de inspecciones anteriores.
- Libro de registro de plagas con información sobre evidencias.
- Registros de temperatura de almacenamiento de los alimentos, registros de refrigeración y lecturas de los termómetros.

Referencias

Convenios Internacionales

OIT Convenio sobre el trabajo marítimo, 2006

Publicaciones científicas

Addiss DG et al. (1989). Outbreaks of diarrhoeal illness on passenger cruise ships, 1975–85. Epidemiology and Infection, 103:63–72.

Berkelman RL et al. (1983). Traveler's diarrhea at sea: two multi-pathogen outbreaks caused by food eaten on shore visits. American Journal of Public Health, 73:770–772.

Boxman IL et al. (2009). Environmental swabs as a tool in norovirus outbreak investigation, including outbreaks on cruise ships. Journal of Food Protection, 72:111–119.

Cliver D (2009). Control of viral contamination of food and environment. Food and Environmental Virology, 1:3–9.

Couturier E et al. (2009). Cluster of cases of hepatitis A with a travel history to Egypt, September–November 2008, France. Euro Surveillance: European Communicable Disease Bulletin, 14(3) pii:19094.

Cramer EH, Blanton CJ, Otto C (2008). Shipshape: sanitation inspections on cruise ships, 1990–2005, Vessel Sanitation Program, Centers for Disease Control and Prevention. Journal of Environmental Health, 70:15–21.

Cramer EH, Gu DX, Durbin RE (2003). Diarrheal disease on cruise ships, 1990–2000: the impact of environmental health programs. American Journal of Preventive Medicine, 24:227–233.

Cramer EH et al. (2006). Vessel sanitation program environmental health inspection team. Epidemiology of gastroenteritis on cruise ships, 2001–2004. American Journal of Preventive Medicine, 30(3):252–257.

Herwaldt BL et al. (1994). Characterization of a variant strain of Norwalk virus from a foodborne outbreak of gastroenteritis on a cruise ship in Hawaii. Journal of Clinical Microbiology, 32:861–866.

Hobbs BC, Colbourne MJ, Mayner PE (1975).Food hygiene and travel at sea. Postgraduate Medical Journal, 51:817–824.

Lawrence DN et al. (1979). Vibrio parahaemolyticus gastroenteritis outbreaks aboard two cruise ships. American Journal of Epidemiology, 109:71–80.

Lew JF et al. (1991). An outbreak of shigellosis aboard a cruise ship caused by a multiple-antibiotic-resistant strain of Shigella flexneri. American Journal of Epidemiology, 134:413–420.

Mouchtouri VA et al. (2008). Surveillance study of vector species on board passenger ships, risk factors related to infestations. BMC Public Health, 8:100.

Rooney RM et al. (2004). A review of outbreaks of foodborne disease associated with passenger ships: evidence for risk management. Public Health Reports, 119(4):427–434.

Said B et al. (2009). Hepatitis E outbreak on cruise ship. Emerging Infectious Diseases, 15:1738–1744.

Sasaki Y et al. (2006). Multiple viral infections and genomic divergence among noroviruses during an outbreak of acute gastroenteritis. Journal of Clinical Microbiology, 44:790–797.

Snyder JD et al. (1984). Outbreak of invasive Escherichia coli gastroenteritis on a cruise ship. American Journal of Tropical Medicine and Hygiene, 33:281–284.

Waterman SH et al. (1987). Staphylococcal food poisoning on a cruise ship. Epidemiology and Infection, 99(2):349–353.

Normas y guías

OMS, Análisis de Peligros y Puntos de Críticos Control (APPCC) (http://www.who.int/foodsafety/fs_management/haccp/en/)

Código internacional recomendado de prácticas – Principios generales de higiene de los alimentos, CAC/RCP 1-1969, Rev. 4-2003. CAC.

Código de áreas	Resultados de la inspección: pruebas encontradas, resultados de las muestras, documentos revisados	Medidas de control / acciones correctivas	Requerida	Recomendada
		2.1 Revisión de documentos y prácticas de control		
2.1.1 ☒	No dispone de plan de seguridad alimentaria, normas escritas o material informativo (carteles y documentos) sobre la preparación, manipulación y servicio de los alimentos.	Desarrollar e implantar un plan de seguridad alimentaria que incluya materias primas, preparación, servicio, y funciones y responsabilidades, sobre la base del APPCC.		☒
		Divulgar normas escritas y material informativo (carteles y documentos) sobre la manipulación y producción de alimentos, el lavado de manos y la higiene en un lugar visible en la cocina o cerca de ella.		☒
2.1.2 ☒	El libro de registro médico indica que miembros de la tripulación afectados por una enfermedad transmisible volvieron a trabajar en la cocina antes de estar asintomáticos durante un mínimo de 48 horas, o la presencia de otras enfermedades transmisibles que puedan afectar a la tripulación.	No permitir trabajar a miembros de la tripulación que sean manipuladores de alimentos o estén destinados a la cocina con síntomas de enfermedad gastrointestinal hasta que estén asintomáticos durante un mínimo de 48 horas.	o	
		Re-evaluar las enfermedades transmisibles.	o	
2.1.3 o	No dispone de programa ni calendario de limpieza rutinaria.	Elaborar normas escritas sobre la higiene y los procedimientos de limpieza y mantenimiento. Proporcionar material informativo (documentos, videos, libros de texto y señalizaciones) a la tripulación.	o	
		Preparar un manual de formación y supervisar su aplicación.	o	
2.1.4 o	No dispone de registros de temperatura en congeladores, almacenes de frío, recepción y/o preparación de productos, ni de termómetros (calibrados).	Establecer registros de temperatura en congeladores y en unidades de mantenimiento de frío y calor; mantener además registros de control de la temperatura y de calibración de los termómetros para la cocción de alimentos.	o	
2.1.5 o	No existe un plan de gestión de residuos/basura o programa de limpieza.	Desarrollar un plan de gestión de residuos con el fin de evitar malos olores y ruidos, para minimizar la atracción de vectores y evitar la contaminación de los alimentos y la polución del medio ambiente; establecer además un programa y un registro de limpieza.	o	
2.1.6 o	No hay programas de capacitación en materia de seguridad alimentaria o documentos que prueben que el personal ha recibido una formación.	Elaborar y realizar programas de capacitación y establecer un registro de los cursos de formación.		o
		2.2 Equipos, utensilios y materiales		
2.2.1 o	No hay un punto de lavado de manos en la cocina o no está adecuadamente equipado.	Equipar al menos un punto de lavado de manos específico, preferentemente en el área de cocina, con jabón, dispositivo de secado de manos (toallas de papel desechable preferentemente) y un recipiente para desechar el papel.	o	
		Señalizar la ubicación del punto de lavado de manos, con la técnica correcta y el tiempo necesario de lavado.	o	

Código de áreas	Resultados de la inspección: pruebas encontradas, resultados de las muestras, documentos revisados	Medidas de control / acciones correctivas	Requerida	Recomendada
2.2.2 ☒	El fregadero multiusos que se utiliza para la preparación de alimentos no tiene la limpieza ni desinfección adecuadas.	Instalar piletas (fregaderos) para la preparación de alimentos en todos aquellos lugares donde sea necesario (p. ej., en todos los espacios donde se prepara carne, pescado y verduras; en las despensas o fresqueras, y en otras áreas donde el personal limpia los alimentos). Disponer como mínimo una pileta exclusivamente destinada a la preparación de alimentos.	☒	
		Limpiar, desinfectar e higienizar la pileta antes de preparar los alimentos, particularmente si solo hay una.	☒	
2.2.3 ☒	Superficies en contacto con los alimentos, incluidos los utensilios y equipos, no duraderos, resistentes a la corrosión y no absorbentes.	Reemplazar los materiales utilizados para las superficies en contacto con los alimentos por otros que sean resistentes a la corrosión, no tóxicos, no absorbentes, de fácil limpieza, lisos y duraderos.	☒	
2.2.4 o	No hay o no funcionan puertas que acoplen bien al cerrar o cierres similares de protección.	Debe haber puertas que acoplen bien al cerrar o tengan cierres de protección similares, para impedir la contaminación de productos almacenados en contenedores de hielo, bandejas de distribución de alimentos y otros dispositivos de manipulación de alimentos y hielo.		o
2.2.5 o	Los contenedores de residuos son inadecuados, por ejemplo, no están hechos a prueba de roedores, no son herméticos, no son absorbentes y son difíciles de limpiar.	Utilizar materiales y contenedores que estén hechos a prueba de roedores, herméticos, no absorbentes y fáciles de limpiar.		o
2.2.6 o	En los contenedores de residuos no hay tapas ni cubiertas o las que hay no están bien colocadas.	Mantener bien colocadas, tanto tiempo como sea posible, las tapas y cubiertas de los contenedores en los espacios de manipulación de productos alimentarios, sobre todo durante la preparación de la comida, las operaciones de limpieza y mientras se sirva la comida.	o	
		2.3 Instalaciones		
2.3.1 o	Existe constancia del uso de agua no potable en la cocina, la despensa y los almacenes de alimentos.	Conectar los fregaderos al sistema de agua potable.	o	
2.3.2 o	Las áreas, superficies y equipos están construidos de forma que dificultan la limpieza, facilitando la presencia de vectores y la acumulación de residuos alimenticios.	Las áreas, superficies y equipos deben ser de materiales duraderos, fáciles de limpiar y que permitan un drenaje adecuado.	o	
2.3.3 o	No existen instalaciones para almacenar el agua potable y hielo de uso en alimentos o bebidas, o son inapropiadas.	Garantizar la existencia de instalaciones apropiadas para el almacenamiento y distribución de un suministro adecuado de agua potable.	o	
2.3.4 o	El desagüe del fregadero está directamente conectado al sistema de aguas residuales.	El desagüe del fregadero debe modificarse de forma que no haya relación directa con el sistema de aguas residuales (p. ej., con un espaciador de aire) para prevenir posibles reflujos.	o	
2.3.5 o	No existe un sistema de ventilación o es inadecuado (condensación excesiva).	Los sistemas de ventilación deben rediseñarse y modificarse, así como mantenerse y limpiarse de forma adecuada. Las rejillas o registros en las terminales de ventilación deben poder desmontarse fácilmente para su limpieza.	o	
2.3.6 o	Insuficiente iluminación.	Instalar iluminación artificial si no se dispone de luz natural suficiente, para evaluar correctamente las condiciones sanitarias.	o	

Código de áreas	Resultados de la inspección: pruebas encontradas, resultados de las muestras, documentos revisados	Medidas de control / acciones correctivas	Requerida	Recomendada
2.3.7 o	Iluminación sin protección sobre las áreas de preparación de alimentos.	Fijar los accesorios de iluminación para asegurar que los alimentos no se contaminen en caso de rotura de cristales.	o	
2.3.8 o	No existen cuartos de aseo para el personal de manipulación de alimentos o no son accesibles.	Proporcionar aseos de uso exclusivo, apropiados e higiénicos, con retrete e instalaciones para el lavado y secado de manos, y un suministro adecuado de jabón. Estas instalaciones no estarán directamente abiertas a las cocinas ni otras zonas de manipulación de alimentos.		☒
		Disponer, donde sea posible, vestuarios equipados para el personal manipulador de alimentos con instalaciones adecuadas para guardar la ropa.		☒
2.3.9 o	Los comedores, cubiertas y áreas debajo de los equipos o en espacios técnicos de manipulación de alimentos no están construidos con materiales resistentes, duraderos y no absorbentes	Los comedores deben estar equipados con un suelo resistente, duradero y no absorbente (p. ej., granito o mármol sellados). Se debe mantener una distancia de seguridad de al menos 61 cm (2 pies) desde la zona de trabajo de manipulación de alimentos al suelo. El suelo situado detrás de los mostradores de servicio, debajo de los equipos y en los espacios técnicos donde se manipulen alimentos deberá estar construido con materiales resistentes, duraderos y no absorbentes (p. ej., baldosas, resinas epoxi o acero inoxidable)	o	
		Se deben utilizar molduras cóncavas con un radio de al menos 10 mm (0,4 pulgadas) o con un diseño abierto de > 90 grados como parte integral de la unión entre el suelo y los mamparos, y en las juntas entre el suelo y las bases de los equipos. La instalación de molduras de acero inoxidable u otras debe realizarse de forma segura y además su grosor debe ser suficiente para que sean duraderas.	o	
2.3.10 o	Las superficies en contacto con alimentos no son lisas o tienen grietas, astillas, incisiones, hoyos e imperfecciones similares, o presentan ángulos internos, esquinas y grietas que no son fácilmente accesibles para su limpieza e inspección.	Reparar o reemplazar las superficies y equipos dañados para asegurarse de que sean duraderos, resistentes a la corrosión, no absorbentes y no tóxicos, con un acabado liso y de fácil limpieza, para evitar la contaminación cruzada.	o	
		Limpiar, aplicar medidas sanitarias y de desinsectación/desratización ante la presencia de vectores.	o	
		2.4 El procesamiento de alimentos		
2.4.1 o	Se observan indicios de la falta de conocimiento sobre la higiene de las manos (por ejemplo, los mismos empleados tocan los platos sucios y luego los limpios, pero no se lavan bien las manos entre una operación y otra).	Lavarse las manos con frecuencia, especialmente entre las diferentes tareas.	o	
2.4.2 o	Hay pruebas de contaminación cruzada entre alimentos crudos y cocinados.	Separar los utensilios y las tablas de cortar para preparar alimentos crudos y listos para comer. Se debe limpiar y desinfectar las superficies en contacto con alimentos, vajillas y utensilios cada vez que hay un cambio de un alimento crudo a uno listo para comer.	o	
		Limpiar y desinfectar la zona de contaminación cruzada antes de la preparación de alimentos y separar las zonas de preparación y almacenamiento de los alimentos crudos de los ya cocinados.	o	

Código de áreas	Inspection results: evidence found, sample results, documents reviewed	Medidas de control / acciones correctivas	Requerida	Recomendada
2.4.3 ☒	Los alimentos almacenados en el congelador están visiblemente deteriorados o recongelados, o cuando se aplica presión sobre ellos con la mano se descongelan parcialmente.	Reparar o reemplazar los congeladores que no puedan mantener los alimentos congelados en un estado de congelación adecuado.	o	
		Desechar de los congeladores los alimentos en mal estado, recongelados o parcialmente descongelados, y aquellos que se hayan almacenado a una temperatura inadecuada.	o	
2.4.4 ☒	Existencia de alimentos perecederos almacenados en condiciones inadecuadas de temperatura para el tipo o clase de alimento. Si se usa un registro del tiempo, no existe explicación/documentación anterior a las últimas 6 horas.	Mantener la temperatura adecuada para el almacenamiento de los alimentos perecederos con el objeto de evitar que estén en la zona de riesgo de proliferación microbiana, por lo tanto: •La comida que tiene que mantenerse caliente debe colocarse en un aparato de retención de calor previamente calentado a una temperatura mínima de 62,8 °C (145 °F) y mantenerse a esa temperatura hasta el momento de su consumo. •Los alimentos perecederos ya cocinados y enfriados, en caso de ser recalentados, lo serán de modo que todas las partes del alimento alcancen una temperatura mínima de 74 °C (165 °F) y se mantendrán a esa temperatura hasta el momento de su consumo. •Los alimentos o bebidas perecederos deben almacenarse a una temperatura igual o inferior a 4 °C (40 °F), excepto durante la preparación o cuando van a ser inmediatamente servidos. Cuando estos alimentos vayan a ser almacenados durante largos períodos de tiempo, se recomienda hacerlo a una temperatura de 4 °C (40 °F). •Las frutas y vegetales en general deben almacenarse en cámaras frigoríficas.	o	
2.4.5 ☒	El botiquín de primeros auxilios no es accesible.	El botiquín de primeros auxilios debe estar disponible para su uso en áreas de manipulación de alimentos. Se designará a uno o diversos miembros de la tripulación especialmente entrenados para hacerse cargo de todo lo referente a los primeros auxilios.		o
2.4.6 ☒	Los manipuladores de alimentos o miembros de la tripulación destinados a la cocina presentan cortes y heridas sin tapar.	Las heridas deben tratarse con apósitos impermeables y deben utilizarse guantes desechables si las heridas se infectan; una herida infectada debe tratarse de inmediato.	o	
		2.5 Sistema de control de higiene		
2.5.1 ☒	Los registros de temperatura de las unidades de mantenimiento de frío/calor no están actualizados o tras el control de las temperaturas se constata que son poco precisos.	En las unidades de mantenimiento de frío/calor se debe monitorizar la temperatura de forma regular y mantener registros. Las desviaciones de temperatura se deben registrar de manera exacta.		o
2.5.2	No se dispone de termómetros que midan la temperatura ambiente del aire ni termómetros de sonda que midan la temperatura de los alimentos, o funcionan mal.	Al menos debe haber un termómetro para medir la temperatura del aire en la unidad de mantenimiento de frío y uno de sonda para los alimentos en la cocina.		o
2.5.3 ☒	Alimentos caducados.	Desechar los alimentos caducados y comprobar las fechas de caducidad de forma regular.	o	

Código de áreas	Resultados de la inspección: pruebas encontradas, resultados de las muestras, documentos revisados	Medidas de control / acciones correctivas	Requerida	Recomendada
2.6 Higiene personal				
2.6.1 o	Indicios de malas prácticas de higiene personal.	Se deben lavar las manos siempre que la limpieza personal pueda afectar la seguridad alimentaria: • al comienzo de las actividades de manipulación de alimentos; • inmediatamente después de utilizar el baño; • después de manipular alimentos crudos o cualquier material que pudiera resultar contaminante para otros alimentos, antes de manipular alimentos listos para su consumo (evitar siempre que sea posible); • tras la manipulación de dinero, antes de manipular alimentos listos para su consumo (evitar siempre que sea posible). En las áreas de preparación y servicio de comidas abstenerse de: • fumar; • escupir; • mascar chicle o comer; • estornudar o toser sobre los alimentos sin protección. Llevar siempre ropa limpia.	o	
2.6.2 o	Los manipuladores de alimentos o los miembros de la tripulación destinados a la cocina presentan síntomas de enfermedades transmisibles (secreciones de la nariz, los ojos o los oídos, tos, diarrea, vómitos, fiebre, lesiones cutáneas o forúnculos visiblemente infectados, ictericia, etc.)	Todo el personal que presente síntomas de enfermedades transmisibles deberá informar inmediatamente al oficial médico asignado; los manipuladores de alimentos o la tripulación destinada a la cocina deben abstenerse de cualquier trabajo relacionado con la manipulación de los alimentos hasta por lo menos 48 horas después de la desaparición de los síntomas.	o	
2.7 Limpieza y mantenimiento				
2.7.1 o	La construcción de los equipos y otras partes de la cocina, y los materiales utilizados, son fundamentales para evitar la acumulación de restos de alimentos, grasa y suciedad. Se detecta que las instalaciones están hechas de metales corrosivos/otros materiales no duraderos y/o que no se ajustan bien.	Reparar o reemplazar las superficies de cocina, equipos e instalaciones de modo que sean duraderos, que se ajusten bien, que permitan una limpieza fácil y prevengan la contaminación de alimentos y/o la presencia de vectores. Limpiar y/o reemplazar los equipos cuando haya acumulación de grasa o suciedad.		☒
		Establecer un plan de mantenimiento rutinario para las instalaciones, utensilios y equipos utilizados en la producción y manipulación de alimentos.		☒
2.7.2 o	Pruebas de procedimientos de limpieza inadecuados y uso indebido de productos químicos de limpieza y desinfectantes.	Los productos químicos de limpieza deben manejarse, usarse y almacenarse con precaución, según las instrucciones del fabricante.		☒
		Establecer una lista de comprobación y marcar la casilla correspondiente cuando se lleve a cabo la limpieza de los distintos equipos y utensilios, conforme al plan establecido.		☒
2.7.3 o	Los contenedores de residuos son una fuente de contaminación y atracción de vectores.	Después de vaciarse, los contenedores deben frotarse y lavarse a conciencia y tratarse con desinfectantes.		☒
2.7.4 ☒	Pruebas de suciedad y grasa en superficies en contacto con los alimentos previamente limpiadas.	Limpiar adecuadamente y desinfectar las superficies en contacto con los alimentos y/o los servicios de mesa y utensilios después de cada uso.	o	

Código de áreas	Inspection results: evidence found, sample results, documents reviewed	Medidas de control / acciones correctivas	Requerida	Recomendada
2.7.5 ☒	Pruebas de limpieza y desinfección inadecuadas de utensilios o áreas antes de su uso.	Usar agua caliente con jabón y paños limpios específicos para limpiar y enjuagar los utensilios o áreas. Aplicar también desinfectantes químicos autorizados con la concentración adecuada cuando sea necesario.	o	
2.7.6 ☒	Aberturas entre el suelo y los mamparos, suelo dañado o corroído.	Sellar bien las uniones entre los mamparos para prevenir la contaminación de la comida y/o infestación por vectores.	o	
		Reparar o reemplazar el suelo de modo que sea resistente, duradero, no absorbente y antideslizante.		o
		Reparar o reemplazar cualquier unión entre instalaciones, suelos y techos donde las aberturas permitan la entrada de vectores (usar medidas temporales si es necesario para cerrar las aberturas hasta que pueda llevarse a cabo una reforma permanente).	o	
2.7.7 ☒	Pruebas de infestación por vectores.	Limpiar y desinfectar las superficies en contacto con los alimentos y aplicar medidas de control de vectores.	o	
		Mantener un registro de las trampas, cebos (ubicación, fechas y resultados) y posibles criaderos de mosquitos y otras plagas.	o	
2.7.8 ☒	Pruebas de fuentes de alimentación o criaderos de vectores dentro o fuera de los contenedores de basura.	Aplicar medidas de desinfección y control de vectores.	o	
2.8 Capacitación en higiene alimentaria				
2.8.1 ☒	Los manipuladores de alimentos no demuestran tener competencia en materia de higiene.	Potenciar la formación de los manipuladores de alimentos. La formación de primer nivel debe abarcar: • tipos y fuentes de riesgos para la salud pública relacionados con la cadena alimentaria; • microbiología básica: toxinas, esporas, proliferación y destrucción de contaminantes; • áreas y equipos de manipulación de alimentos; • higiene personal: normas básicas y responsabilidades; • prevención de contaminación de los alimentos y su deterioro; • limpieza, desinfección y esterilización; • obligaciones legales; • conocimientos sobre plagas; • control efectivo de la temperatura de: -alimentos refrigerados/congelados -almacenamiento, descongelación y cocción de los alimentos -refrigeración, recalentamiento y mantenimiento de los alimentos, y •riesgos alimentarios generales: físicos, químicos y microbiológicos; síntomas y causas de intoxicaciones alimentarias.		o
2.8.2 ☒	Los encargados y supervisores de la manipulación de alimentos no tienen los conocimientos necesarios sobre principios y prácticas de higiene alimentaria.	Potenciar la formación de los encargados y supervisores de forma que puedan identificar posibles riesgos y adoptar las medidas necesarias para subsanar deficiencias.		o

Apéndice1 Ejemplos de un buen mantenimiento de las temperaturas y condiciones de los alimentos suministrados a los buques

Artículo	Temperatura a la recepción	Condición al recibir
Carne y aves de corral	5 °C (41 °F) o menos.	Procedentes de una fuente aprobada (p. ej., con un sello de inspección oficial). Buen color y sin desprendimiento de olores. Embalajes limpios y en buenas condiciones.
Mariscos	5 °C (41 °F) o menos; el Codex recomienda una temperatura lo más cercana posible a 0 ºC (32 ºF).	Procedentes de una fuente aprobada. Buen color y sin desprendimiento de olores. Embalajes limpios y en buenas condiciones.
Moluscos	7 °C (45 °F) o menos; el Codex recomienda una temperatura lo más cercana posible a 0 ºC (32 ºF).	Procedentes de una fuente aprobada. Limpios y con conchas cerradas e íntegras. Las conchas deben adjuntar etiquetas legibles.
Crustáceos (sin procesar)	7 °C (45 °F) o menos.	Procedentes de una fuente aprobada. Limpios y en buenas condiciones.
Crustáceos (troceados o procesados)	5 °C (41 °F) o menos.	Procedentes de una fuente aprobada. Limpios y en buenas condiciones.
Productos lácteos	5 °C (41 °F) o menos, a menos que la etiqueta indique otra cosa.	Procedentes de una fuente aprobada. Embalajes limpios y en buenas condiciones.
Huevos con cáscara	7 °C (45 °F) o menos.	Procedentes de una fuente aprobada Limpios y sin grietas.
Huevos líquidos	5 °C (45 °F) o menos.	Procedentes de una fuente aprobada. Huevos líquidos congelados y pasteurizados.

Apéndice 2 Principios generales de control de la temperatura

Proceso		Operación	Control de la temperatura	Requerida	Recomendada
Descongelación	a)	En el refrigerador o cámara de descongelación construida a propósito.	4°C o menos.	o	
	b)	En agua potable corriente.	No más de 21 °C durante un período no superior a 4 horas.	o	
	c)	En horno microondas para uso comercial.	Solo cuando la comida vaya a ser trasladada inmediatamente a las unidades de cocción convencionales como parte de un proceso de cocción continuo o cuando todo el proceso ininterrumpido de cocción se realice en el microondas.	o	
Cocinado	a)	Carne de vacuno poco hecha.	El centro de la carne debe alcanzar un mínimo de 63°C.	o	
	b)	Grandes trozos de ave.	Debe alcanzarse una temperatura de 74 °C en el músculo profundo del muslo.	o	
	c)	Leche (Código de prácticas de higiene para la leche y los productos lácteos, CAC/RCP 57.2004).	A 72°C durante 15 segundos (pasteurización de flujo continuo) o a 63 °C durante 30 minutos (pasteurización lenta).	o	
División en porciones	a)	De productos refrigerados.	Tiene que hacerse en el menor período de tiempo posible, que no excederá de 30 minutos.	o	
			En los sistemas a gran escala donde la cocción y refrigeración de los alimentos no puede realizarse en menos de 30 minutos, la división en porciones debe tener lugar en una zona separada con una temperatura ambiente de 15 °C. El producto debe servirse inmediatamente o ser almacenado en frío a 4 °C.	o	
Refrigeración y almacenamiento de alimentos refrigerados	a)	Refrigeración.	La temperatura en el centro del alimento debe pasar de 60 °C a 10 °C en menos de dos horas y a continuación debe ser almacenado a 4 °C.	o	
	b)	Almacenamiento.	En cuanto termine la fase de enfriamiento, los productos deben almacenarse en un refrigerador. La temperatura no debe ser superior a 4 °C en ninguna parte del producto y deberá mantenerse hasta el uso final. El período de almacenamiento entre la preparación de los alimentos refrigerados y su consumo no debe ser superior a cinco días, incluyendo el día de cocinado y el de consumo. La temperatura no debe ser superior a 4 °C en ninguna parte del producto	o	
Congelación y condiciones de almacenamiento de los alimentos congelados.	a)	Congelación.	Mantener a una temperatura igual o inferior a -18 °C.	o	
	b)	Almacenamiento.	Almacenar a una temperatura igual o inferior a 4 °C por un período máximo de 5 días y una vez descongelados no volver a congelar.	o	

Proceso	Operación		Control de la temperatura	Requerida	Recomendada
Transporte	a)	Vehículos y/o recipientes destinados al transporte de alimentos calentados.	Diseñados para mantener los alimentos al menos a 60 °C,	o	
	b)	Vehículos y/o recipientes destinados al transporte de alimentos cocinados refrigerados.	Diseñados para mantener la temperatura de los alimentos (cocinados) ya refrigerados y no para refrigerarlos. La temperatura de los alimentos cocinados refrigerados debe mantenerse a 4 °C pero puede alcanzar los 7 °C por un corto período de tiempo durante el transporte.	o	
	c)	Vehículos y recipientes destinados al transporte de alimentos cocinados congelados.	Deben mantener una temperatura igual o inferior a -18 °C pero pueden alcanzar una temperatura de -12 °C por un corto período de tiempo durante el transporte.	o	
Recalentamiento y servicio	a)	Recalentamiento.	Debe alcanzarse una temperatura de al menos 75 ºC en el centro de los alimentos dentro de la hora siguiente a sacarlos del refrigerador.	o	
			Debe hacerse lo más rápido posible, de modo que el alimento supere rápidamente el rango de temperaturas críticas que oscila entre los 10 °C y los 60 °C.	o	
	b)	Servicio.	Los alimentos recalentados deben llegar al consumidor lo antes posible y con una temperatura mínima de 60 ºC.	o	
			En los establecimientos de autoservicio la temperatura de los alimentos debe ser inferior a 4 ºC o superior a 60 ºC, según corresponda.	o	

Área 3 Almacenes

Introducción

En cuanto a los víveres almacenados en las despensas, se deben aplicar los factores de riesgo previamente mencionados para las cocinas, ya que no son simplemente áreas de almacenamiento de alimentos, sino que en muchos casos incluyen mostradores y equipos para la preparación rápida de alimentos o bebidas y para lavar los platos. Deben revisarse los niveles exigidos, pruebas y medidas correctoras referentes a la seguridad alimentaria en las cocinas, para su aplicación en las despensas.

Los almacenes de productos no alimentarios disponen de espacios para almacenar los equipos de limpieza, productos químicos y otros productos o materiales no alimentarios que se utilizan en las áreas de alimentos. Unos almacenes gestionados de manera adecuada e higiénica evitarán que los productos limpios se ensucien, así como la atracción y propagación de plagas (es decir, los almacenes de productos no alimentarios deben estar limpios, organizados, adecuadamente ordenados y gestionados). Las áreas de almacenamiento deben estar adecuadamente señalizadas.

Normas y recomendaciones internacionales

OIT Convenio (núm. 155) sobre seguridad y salud de los trabajadores, 1981

Artículo 7: La situación en materia de seguridad y salud de los trabajadores y medio ambiente de trabajo deberá ser objeto, a intervalos adecuados, de exámenes globales o relativos a determinados sectores, a fin de identificar los problemas principales, elaborar medios eficaces de resolverlos, definir el orden de prelación de las medidas que haya que tomar, y evaluar los resultados.

OIT Convenio (núm.134) sobre la prevención de accidentes (gente de mar), 1970

Artículo 4: Estas disposiciones deberán referirse a toda norma general de prevención de accidentes y protección de la salud en el empleo que sea aplicable al trabajo de la gente de mar, y deberán especificar medidas para la prevención de accidentes propios del empleo marítimo.

OIT Convenio (núm. 68) sobre la alimentación y el servicio de fonda (tripulación de buques), 1946

Artículo 5: Todo Miembro deberá mantener en vigor una legislación sobre la alimentación y el servicio de fonda, destinada a proteger la salud y lograr el bienestar de la tripulación de los buques mencionados en el artículo 1.

Esta legislación deberá exigir:

a) que el abastecimiento de víveres y agua potable, habida cuenta del número de tripulantes y la duración y naturaleza del viaje, sea adecuado en cuanto a su cantidad, valor nutritivo, calidad y variedad;

b) que la organización y el equipo del personal de fonda de todo buque permita servir comidas adecuadas a los miembros de la tripulación.

Artículo 6: La legislación nacional deberá establecer un sistema de inspección, ejercido por la autoridad competente, sobre:

a) las provisiones de agua y víveres;

b) todas las instalaciones y locales utilizados para el almacenaje y manipulación de víveres y agua;

c) la cocina y demás instalaciones utilizadas para preparar y servir comidas; y

d) la aptitud profesional de los miembros del personal del servicio de fonda de la tripulación a quienes dicha legislación exija la posesión de determinadas calificaciones.

Artículo 7: La legislación nacional o, en su defecto, los contratos colectivos celebrados entre empleadores y trabajadores, deberán prever la inspección, a intervalos determinados, durante la travesía, por el capitán, o un oficial especialmente designado por él a este efecto, acompañado por un miembro responsable del personal de fonda, de:

a) las provisiones de agua y víveres;

b) todos los locales e instalaciones utilizados para el almacenaje y manipulación de víveres y agua, así como las cocinas y cualquier otra instalación utilizada para preparar y servir comidas.

El resultado de cada inspección deberá registrarse por escrito.

La Comisión del Codex Alimentarius (CAC)

La Comisión del Codex Alimentarius es un compendio uniforme de normas alimentarias adoptadas internacionalmente. Incluye, además, disposiciones de carácter consultivo en forma de códigos de prácticas, directrices y otras medidas recomendadas para ayudar a la aplicación de lo establecido por el Codex Alimentarius (CAC 1995, 1997a, b; 1999; 2003). La guía de la CAC proporciona información importante sobre seguridad de los alimentos, a la que se hará referencia en este capítulo.

Análisis de Peligros y Puntos Críticos de Control (APPCC)

Se define como un sistema para identificar y monitorizar los puntos críticos de control, donde este control es esencial para prevenir, eliminar o reducir un peligro y establecer medidas correctivas en la fabricación y en la cadena de distribución de los alimentos, incluidos el origen y el almacenamiento. Los Planes o Programas de Seguridad Alimentaria (PSA) son necesarios para gestionar el proceso de proporcionar alimentos seguros. Normalmente, los PSA se basan en el sistema de APPCC.

Riesgos principales

Los principales riesgos incluyen bacterias, virus, hongos y parásitos que contaminan los alimentos por un almacenamiento inadecuado, por ejemplo:

- alimentos que se colocan sobre el suelo;
- almacenes frigoríficos con temperaturas inapropiadas;
- huevos, pescado, carne y aves de corral no separados de los alimentos listos para el consumo (como carne fría o jamón con melón troceado, ensaladas y otros alimentos listos para comer);
- frutas y verduras sucias que no están separadas de las frutas y hortalizas lavadas.

Otro riesgo es el almacenamiento incorrecto de productos químicos.

Revisión de la documentación

- Programa y registro de limpieza y mantenimiento.
- Registros de compras y documentación sobre el origen de los alimentos (envasado y otra identificación en el embalaje u hoja de identificación del producto por escrito)
- Registro de entrada y salida de víveres de los almacenes.
- Planos de construcciones.
- Informes de inspecciones anteriores.
- Libro de registro de plagas con información sobre evidencias.
- Registros de temperatura de almacenamiento de los alimentos, registros de refrigeración y lecturas de los termómetros.

Referencias

Convenios internacionales

OIT Convenio sobre el trabajo marítimo, 2006

Publicaciones scientíficas

Cramer EH, Gu DX, Durbin RE (2003). Diarrheal disease on cruise ships, 1990–2000: the impact of environmental health programs. American Journal of Preventive Medicine, 24:227–233.

McEvoy M et al. (1996). An outbreak of viral gastroenteritis on a cruise ship. Communicable Disease Report CDR Review, 6:R188–R192.

Rooney RM et al. (2004). A review of outbreaks of foodborne disease associated with passenger ships: evidence for risk management. Public Health Reports, 119:427–434.

Normas y guías

Comisión del Codex Alimentarius (http://www.codexalimentarius.net/web/index_en.jsp)

OMS, Análisis de Peligros y Puntos Críticos de Control (APPCC)
(http://www.who.int/foodsafety/fs_management/haccp/en/)

Código de áreas	Resultados de la inspección: pruebas encontradas, resultados de las muestras, documentos revisados	Medidas de control / acciones correctivas	Requerida	Recomendada
		3.1 Construcción		
3.1.1 o	Construcción mal diseñada para la protección contra los fenómenos atmosféricos y el mar.	Reconstruir para garantizar la protección contra los fenómenos atmosféricos y el mar, aislamiento del calor o del frío y separación de otros espacios.	☒	
		Reconstruir para garantizar que la sala se vea limpia y de construcción sólida.	☒	
3.1.2 o	Aberturas o daños.	Reparar aberturas y zonas donde existan daños significativos.	o	
		3.2 Limpieza y mantenimiento		
3.2.1 o	Almacenes sucios.	Mantener programas de limpieza y registro de los mismos.	o	
3.2.2 o	Pruebas de agua estancada.	Eliminar el agua estancada y su origen.	o	
3.2.3 o	Pruebas de vectores y/o reservorios.	Aplicar medidas de desinfección, desinsectación y desratización.	o	
		3.3 Origen de los alimentos		
3.3.1 o	Los alimentos se encuentran en mal estado o sin envasar. Envases o embalajes de origen desconocido o sospechoso. Los miembros de la tripulación encargados de la supervisión de los alimentos no pueden dar detalles del origen ni país de procedencia de los alimentos que permitan su trazabilidad en caso de que ocurriera una intoxicación.	Tener los víveres con etiquetas identificativas o con algún otro tipo de registro, con el objetivo de verificar que cumplen la reglamentación y leyes del país de origen.	o	
		Obtener todos los alimentos que se van a consumir a bordo de fuentes reconocidas en tierra (es decir, autorizadas o consideradas satisfactorias por la administración sanitaria correspondiente).	o	
		Verificar al comprar los alimentos su calidad y seguridad: deben estar limpios, sin deteriorar, no adulterados y deben de ser inocuos para el consumo humano. Las materias primas e ingredientes no deben adquirirse si se conoce que contienen parásitos, microorganismos indeseables, plaguicidas, medicamentos de uso veterinario, toxinas, están descompuestos o contienen sustancias extrañas, a menos que los contaminantes puedan ser reducidos hasta un nivel aceptable mediante prácticas de rutina o transformación.	o	
		Desechar los alimentos deteriorados.	o	
		3.4 Almacenamiento		
3.4.1 o	Los alimentos, productos no alimentarios, materias primas y productos elaborados no están separados.	Separar los almacenes de alimentos de los de productos no alimentarios. Separar el almacenamiento de productos crudos de los de productos elaborados.	o	

Código de áreas	Resultados de la inspección: pruebas encontradas, resultados de las muestras, documentos revisados	Medidas de control / acciones correctivas	Requerida	Recomendada
3.4.2 o	Almacenes desordenados.	Colocar letreros en relación con el almacenamiento de alimentos y con los procedimientos de mantenimiento.		o
3.4.3 o	Alimentos en contacto con el suelo, agua estancada u otra clase de contaminantes.	Almacenar los alimentos a una distancia de seguridad de aproximadamente 15 cm o 6 pulgadas por encima del suelo y protegerlos de la entrada de agua con el propósito de evitar la contaminación.	o	
		Desechar víveres contaminados y, cuando sea posible, limpiar y desinfectar los recipientes de alimentos.	o	
3.4.4 o	Materiales de construcción de las despensas no apropiados o no están bien mantenidos, lo que da lugar a la presencia de vectores y a que los víveres se puedan contaminar con tierra, desperdicios o excrementos.	Almacenar de forma ordenada materias primas e ingredientes, de forma que se facilite su rotación/cambio.		o
		Reconstruir las despensas con materiales apropiados para facilitar la limpieza y que no sean refugio de vectores.		o
		Reparar o construir los suelos con material resistente, duradero, no absorbente y antideslizante. Se deben utilizar molduras cóncavas con un radio de al menos 10 mm (0,4 pulgadas) o con un diseño abierto de > 90 grados. Construir la moldura de forma cóncava como parte integral de la unión entre el suelo y los mamparos, y las juntas entre el suelo y las bases de los equipos, para garantizar una fácil limpieza y evitar la entrada de vectores.		o
		Desinsectar y desratizar si se han encontrado vectores para su eliminación.	o	
3.4.5 o	Alimentos almacenados en vestuarios, aseos o zonas de baño, salas de basura, salas de máquinas o espacios técnicos, bajo aguas de alcantarillado o bajo lugares en los que el agua se ha condensado.	Los víveres siempre deben guardarse en un almacén seguro designado para ello y deben protegerse de la contaminación y la infestación.		o
		Trasladar los víveres a almacenes donde pueden ser protegidos de la contaminación o de temperaturas inadecuadas.	o	
3.4.6 o	Existencia de alimentos perecederos almacenados en condiciones inadecuadas de temperatura para el tipo o clase de alimento, durante más de cuatro horas sin justificación ni documentación suficiente (p. ej., refrigerados sin registro de temperaturas Los alimentos almacenados en el congelador están visiblemente deteriorados o cuando se aplica presión sobre ellos con la mano se descongelan parcialmente.	Mantener la temperatura adecuada para el almacenamiento de los alimentos perecederos con el objeto de evitar que estén en la zona de riesgo de proliferación microbiana, por lo tanto: • La comida que tiene que mantenerse caliente debe colocarse en un aparato de retención de calor previamente calentado a una temperatura mínima de 62,8 ºC y mantenerse a esa temperatura hasta el momento de su consumo. • Los alimentos perecederos ya cocinados y enfriados, en caso de ser recalentados, lo serán de modo que todas las partes del alimento alcancen una temperatura mínima de 74 ºC y se mantendrán a esa temperatura hasta el momento de su consumo. • Los alimentos o bebidas perecederos deben almacenarse a una temperatura igual o inferior a 4 ºC, excepto durante la preparación o cuando van a ser inmediatamente servidos. Cuando estos alimentos vayan a ser almacenados durante largos períodos de tiempo, se recomienda hacerlo a una temperatura de 4 ºC. Las frutas y vegetales en general deben almacenarse en cámaras frigoríficas.		o

Código de áreas	Resultados de la inspección: pruebas encontradas, resultados de las muestras, documentos revisados	Medidas de control / acciones correctivas	Requerida	Recomendada
3.4.6 o		Desechar los alimentos perecederos inmediatamente. Si se aplican medidas de control en presencia del inspector, deben anotarse en el CSB tanto la fecha en que se aplican las medidas como la fecha de reinspección (la misma fecha).	o	
		3.5 Materiales peligrosos		
3.5.1 o	Los productos químicos utilizados para la limpieza y mantenimiento de las áreas de alimentos se almacenan con los víveres.	Separar los productos químicos almacenándolos en un armario.	o	
		3.6 Capacitación		
3.6.1 o	Pruebas de nulo o insuficiente conocimiento del uso correcto de los productos químicos de limpieza.	Mejorar la capacitación en el uso correcto de productos químicos de limpieza.		o

Área 4 Servicios de guardería

Introducción

Los bebés y los niños son reservorios conocidos para las infecciones. Los centros de cuidado infantil a bordo de los buques participan en la vigilancia y control de riesgos para la salud pública. La transmisión de enfermedades infecciosas en las guarderías puede ser aérea, a través de gotas de saliva, fecal-oral y de persona a persona. La prevalencia de la enfermedad puede depender del nivel de inmunidad de los niños y los cuidadores, del país de origen y la edad de los niños, así como de las medidas de prevención y control. Las principales infecciones que ocurren a bordo pueden ser enfermedades prevenibles por vacunación (p. ej., influenza, sarampión y varicela), infecciones respiratorias (resfriado común, faringitis y otitis media), enfermedades diarreicas (rotavirus, norovirus y hepatitis A) y enfermedades parasitarias como pediculosis o anquilostomas. El personal designado para el cuidado de niños a bordo desempeña un papel clave para la prevención, vigilancia y control de las enfermedades transmisibles en los niños y a través de ellos.

Antecedentes Información

Tipos de cuidado infantil que pueden ofrecerse a bordo de los buques de pasaje:

•cuidado de bebés y niños en edad preescolar que no tienen control de esfínteres y precisan supervisión o cambio de pañales por parte del personal;

•cuidado de niños que ya usan el inodoro;

•supervisión de parques infantiles públicos.

Normas y recomendaciones internacionales

Ninguna

Riesgos principales

El mal diseño de las guarderías, la falta de formación de los cuidadores y los inadecuados procedimientos de control y prevención pueden suponer un riesgo para los viajeros a bordo y para la salud pública general cuando los niños regresan a sus comunidades.

Los aspectos críticos para controlar los riesgos son:

- tamaño, ventilación e iluminación de las instalaciones;
- materiales y limpieza de las superficies de muebles, alfombras y juguetes;
- zonas para cambio de pañales, lavamanos y retretes;
- áreas de preparación de alimentos;
- capacitación del personal en los procedimientos de saneamiento, con énfasis en el lavado de manos;
- inmunización de los niños y de la tripulación;
- procedimientos de comunicación relativos a la notificación de enfermedades;
- aislamiento de los niños y el personal del servicio de guardería enfermos, y otras medidas de aislamiento;
- mecanismos de gestión de los viajeros sintomáticos (tales como el aislamiento en el camarote y la salida de la nave) para mejorar el cumplimiento de las medidas de control.

Revisión de la documentación

Documentos requeridos:

- procedimientos escritos y políticas de limpieza, mantenimiento y gestión de residuos;
- guías escritas de orientación sobre las medidas de control si se presentan síntomas de infecciones en los niños (relativas a la manipulación de fluidos corporales, mantenimiento de registros, notificación de enfermedades y comunicación, gestión de brotes, políticas de aislamiento en caso de enfermedad);

- lista de vacunación del personal al cuidado de niños.

Referencias

Convenios internacionales

OIT Convenio sobre el trabajo marítimo, 2006

Publicaciones científicas

Carling PC, Bruno-Murtha LA, Griffiths JK (2009). Cruise ship environmental hygiene and the risk of norovirus infection outbreaks: an objective assessment of 56 vessels over 3 years. Clinical Infectious Diseases, 49:1312–1317.

Chimonas MA et al. (2008). Passenger behaviors associated with norovirus infection on board a cruise ship—Alaska, May to June 2004. Journal of Travel Medicine, 15:177–183.

Cliver D (2009). Control of viral contamination of food and environment. Food and Environmental Virology, 1:3–9.

Cramer EH, Gu DX, Durbin RE (2003). Diarrheal disease on cruise ships, 1990–2000: the impact of environmental health programs. American Journal of Preventive Medicine, 24:227–233.

McCutcheon H, Fitzgerald M (2001). The public health problem of acute respiratory illness in childcare. Journal of Clinical Nursing, 10(3):305–310.

Código de áreas	Resultados de la inspección: pruebas encontradas, resultados de las muestras, documentos revisados	Medidas de control / acciones correctivas	Requerida	Recomendada
4.1 Diseño general de las instalaciones de las guarderías				
4.1.1 ☒	Las guarderías no son adecuadas en cuanto a tamaño y ubicación.	Las guarderías deben tener una localización y un tamaño adecuados para el cuidado de los niños.		☒
4.1.2 ☒	Las guarderías no están bien iluminadas y ventiladas.	Instalar suficiente iluminación y/o ventilación.		☒
4.1.3 ☒	Presencia de vectores de enfermedades, como insectos, y otras fuentes de contaminación. Las instalaciones no están limpias.	Limpieza, desinfección y/o desinsectación de las instalaciones, según proceda.		☒
4.1.4 o	No existen instalaciones para el agua potable y para el lavado de las manos y/o no son de un tamaño apropiado para los niños.	Proporcionar un lavamanos adecuado con suministro de agua potable fría y caliente.		☒
4.1.5 o	Faltan toallas de papel o dispositivos de secado de manos, jabón líquido, papeleras, escobilla para inodoro o papel higiénico.	Equipar el área con todos los materiales necesarios.		☒
4.1.6 o	No hay aseos (inodoros) separados para el personal y los niños, o no son del tamaño adecuado para los niños, están sucios o la cisterna no funciona correctamente.	Proporcionar aseos separados para los niños y el personal. Limpiar los aseos. Reparación de la cisterna.		☒
4.1.7 o	Las superficies no son lisas ni resistentes. Las alfombras, juguetes y muebles no son lavables.	Equipar el área con el material adecuado.		☒
4.2 Instalaciones para el cambio de pañales				
4.2.1 o	No hay un espacio especialmente reservado para el cambio de pañales dentro de la instalación.	Designar instalaciones adecuadas para el cambio de pañales.		o
4.2.2 o	Las instalaciones para el cambio de pañales no están adecuadamente equipadas. No disponen de lavamanos, toallitas, jabón, desinfectante y cubo de desechos.	Equipar las instalaciones para el cambio de pañales con el material adecuado.		o
4.3 Formación del personal				
4.3.1 o	El personal designado para el cuidado de niños no está formado en procedimientos sanitarios, síntomas y controles básicos de las enfermedades.	Capacitar al personal al cuidado de niños. Documentar su formación.		o

Código de áreas	Resultados de la inspección: pruebas encontradas, resultados de las muestras, documentos revisados	Medidas de control / acciones correctivas	Requerida	Recomendada
		4.4 Limpieza y desinfección		
4.4.1 o	No existe un plan básico de limpieza o si existe no se documenta su cumplimiento.	Establecer, mantener y respetar el plan de limpieza.		o
4.4.2 ☒	No se dispone de procedimientos escritos para la limpieza y desinfección de las manos y del material en caso de contacto con sangre, vómito o excrementos.	Establecer, mantener y respetar el plan de limpieza.		☒
4.4.3 ☒	No se dispone de procedimientos escritos para la eliminación de los desechos.	Establecer, mantener y respetar el plan de gestión de desechos.		☒
4.4.4 o	Se detecta la presencia de vectores y/o reservorios.	Aplicar medidas de desinfección, desinsectación y desratización, según proceda.	☒	
		4.5 Manuales de operación		
4.5.1 o	No se dispone de guías escritas de orientación sobre las medidas de control aplicables si se presentan síntomas de infecciones comunes en niños. En las guías se deberían incluir medidas de control tales como las relativas: •a la manipulación de fluidos corporales; •el mantenimiento de registros; • la notificación y comunicación, y •la gestión de brotes y políticas de aislamiento	Proporcionar procedimientos escritos y establecer políticas para las infecciones comunes de la infancia.		o
		4.6 Vaccins		
4.6.1 o	No hay una lista de vacunación del personal al cuidado de niños.	Proporcionar una lista actualizada de vacunación de la tripulación.		o

Área 5 Instalaciones médicas

Introducción

Los servicios de atención médica son importantes en la vigilancia y control de las enfermedades a bordo. Sin embargo, también pueden contribuir a la aparición de riesgos para la salud pública, ya que las condiciones insalubres de los centros de asistencia médica pueden ser causa de propagación de enfermedades transmisibles. Los pasajeros enfermos pueden suponer un riesgo para la salud pública a bordo y en tierra.

Por tanto, el personal encargado de la atención médica a bordo desempeña un papel clave en la prevención, vigilancia y control de las enfermedades transmisibles. La formación adecuada del personal encargado, con protocolos y manuales operativos e instalaciones para el diagnóstico y tratamiento, así como la notificación oportuna a la autoridad competente, son requisitos previos para el control de los riesgos para la salud pública a bordo.

Es necesario reconocer que los buques más pequeños pueden no contar con la capacidad necesaria para cumplir con todas las medidas de vigilancia, prevención y control de la misma manera que los buques más grandes que cuentan con un médico a bordo.

Normas y recomendaciones internacionales

OIT Convenio sobre el trabajo marítimo, 2006

Regla 4.1 - Atención médica a bordo de buques y en tierra:

- La norma A 4.1 establece que todos los buques deberán llevar un botiquín, equipo médico y una guía médica. En los requisitos nacionales deberán tenerse en cuenta el tipo de buque, el número de personas a bordo y la naturaleza, el destino y la duración de las travesías y las normas médicas pertinentes recomendadas a nivel nacional e internacional. Todos los buques que lleven 100 o más personas a bordo y que habitualmente hagan travesías internacionales de más de 3 días deberán llevar un médico calificado encargado de prestar atención médica.
- Las pautas B 4.1 y 2 requieren que un miembro de la tripulación designado se haga cargo de la inspección y el mantenimiento adecuado del botiquín, se garantice la formación médica del personal designado y la disponibilidad de un listado actualizado de las estaciones de radio a través de las cuales pueden realizarse consultas médicas, así como la disponibilidad de formularios de informes médicos apropiados.

OIT, OMI y OMS, Guía médica internacional para buques, tercera edición, 2008 (IMGS)

Información no jurídica de la Convención sobre el trabajo marítimo de 2006. Es un libro médico que incluye recomendaciones para la prevención, diagnóstico, tratamiento y control de epidemias de enfermedades transmisibles, incluyendo orientación sobre aspectos relativos a la desinfección y desinsectación.

Capítulo 33: Recomendaciones para el botiquín y el equipo de a bordo. Especificaciones para el almacenamiento, conservación y relación de medicamentos. Se proporcionan recomendaciones sobre antivirales, antipalúdicos, antibióticos, antipiréticos, medicamentos contra la diarrea, desinfectantes para la piel y heridas, equipo de protección personal, termómetros y otros elementos para el control de las enfermedades transmisibles.

OMI. Guía de primeros auxilios para uso en caso de accidentes relacionados con mercancías peligrosas (MFAG) 1982.

Los buques que transporten mercancías peligrosas están obligados a disponer de medicamentos adicionales, antídotos específicos y un equipo especial a bordo según lo estipulado en esta Guía de Primeros Auxilios (MFAG) de la Organización Marítima Internacional para uso en caso de accidentes relacionados con mercancías peligrosas.

OMI Convenio internacional sobre normas de formación, titulación y guardia para la gente de mar, 1978, modificado en 1995 (STCW 95)
Norma internacional relativa a la formación obligatoria de los trabajadores del mar.

Riesgos principales

Las instalaciones médicas deben diseñarse, equiparse y mantenerse de tal manera que prevengan la transmisión interhumana de enfermedades. Es requisito internacional para todos los buques sujetos a las disposiciones establecidas por la OMI y la OIT seguir las normas de formación y disponer de un botiquín médico a bordo. La Guía de primeros auxilios de la OMI para su uso en caso de accidentes relacionados con mercancías peligrosas detalla los medicamentos y equipos específicos obligatorios para los buques que transporten mercancías peligrosas. Más allá de estos requisitos no existen instrumentos internacionales formales que especifiquen el contenido del botiquín médico, el diseño de las instalaciones médicas y o los manuales y protocolos operativos. La Guía médica internacional para buques (IMGS), en su tercera edición, incluye una lista de medicamentos y equipos que se deben transportar. Numerosas autoridades marítimas nacionales especifican el contenido y el diseño de las instalaciones médicas, y la formación necesaria de la tripulación para la atención médica a bordo.
Las áreas y normas para minimizar el riesgo de propagación de enfermedades relacionadas con las instalaciones médicas son las siguientes:
1.Las instalaciones médicas diseñadas para el alojamiento de tripulantes y viajeros enfermos deben:
- ser de fácil acceso y estar separadas del resto de actividades, especialmente de las áreas el almacenamiento y manipulación de alimentos y los espacios habilitados para los desechos;
- facilitar a los viajeros enfermos una atención privada;
- estar limpias, bien ventiladas y bien iluminadas;
- poder ofrecer un espacio adecuado para el aislamiento de los viajeros enfermos;
- estar bien aprovisionadas de agua potable, inodoro y lavamanos;
- no deben utilizarse para otros fines.

2. Formación del personal de la tripulación designado para trabajar en las instalaciones médicas. Este personal debe:
- estar capacitado para prestar asistencia de primeros auxilios médicos, de acuerdo con el Convenio de la OMI sobre normas de formación (STCW 95);
- incluir personal sanitario acreditado (médicos y enfermeras) para buques que transporten más de 100 personas, de acuerdo con el Convenio de la OIT sobre el trabajo marítimo, 2006;
- presentar certificados de asistencia y superación de cursos de formación, según los criterios establecidos por el Convenio de la OMI sobre normas de formación (STCW 95);
- demostrar conocimiento y competencia por prácticas observadas tales como mantener el adecuado registro.

3. Medicamentos y equipamientos médicos
Los suministros deben:
- incluir todos los medicamentos, equipo de protección personal, dispositivos médicos y desinfectantes suficientes para diagnosticar, tratar y controlar los riesgos para la salud pública de acuerdo con el tamaño de los buques, el número de viajeros y sus travesías habituales;
- como mínimo, deben cumplir las recomendaciones y requisitos de la Guía médica internacional para buques (IMGS) y la Guía de primeros auxilios (MFAG).

Los medicamentos deben:
- ser prescritos, al pasaje y tripulación, solo por personal formado y autorizado;
- tener un buen registro de dispensación.

El equipamiento médico debe:

- estar en buen estado de funcionamiento y en adecuadas condiciones de higiene, utilizado y mantenido siguiendo las recomendaciones del fabricante.

4. Registro de tratamientos médicos

Un registro médico bien organizado, legible y actualizado, que incluya los casos de enfermedad de los viajeros/miembros de la tripulación afectados y la medicación dispensada. Las entradas del registro deben enumerar:

- la primera fecha de visita a la clínica, nombre, edad y sexo del paciente;
- si se trata de un viajero o de un miembro de la tripulación;
- el cargo o el puesto del tripulante en cuestión;
- el número de camarote del pasajero;
- la fecha y hora de la aparición de la enfermedad;
- los síntomas de la enfermedad, y
- la nota relativa a la recogida de muestras u otras medidas adoptadas, en su caso.

5. Confidencialidad de la información médica y de salud de los viajeros

Los datos personales médicos y de salud relativos a los pasajeros, miembros de la tripulación u otras personas, recogidos en los registros mencionados o de cualquier otra manera, deben procesarse y mantenerse de manera confidencial, de conformidad con las leyes y reglamentos aplicables.

6. Manuales operativos

Los procedimientos para reducir los riesgos de enfermedad a bordo deberían:

- estar relacionados con el tamaño del buque, número de viajeros, origen de los pacientes, tipo de viaje y características y tamaño de las instalaciones médicas;
- prestar especial atención a la vigilancia adecuada de los buques de pasaje (p. ej., registro de enfermedades gastrointestinales) y funcionamiento de las instalaciones de alto riesgo, tales como las unidades de hemodiálisis o de cuidados intensivos;
- proporcionar políticas y procedimientos adecuados para las actividades de limpieza, saneamiento, eliminación del material punzocortante y gestión de residuos.

7. Infraestructuras de comunicación

Una organización adecuada de las infraestructuras de comunicación y apoyo externo de los servicios médicos de emergencia (servicio de teleasistencia médica) en caso de una emergencia de salud y para alertar a las autoridades competentes sobre los riesgos para la salud pública a bordo.

Revisión de la documentación

Los documentos requeridos son:

- libro de registro diario del buque y/o libro de registro médico, incluido el listado de tratamientos;
- entrevistas con los miembros de la tripulación si el registro médico no está disponible durante la inspección o las anotaciones son insuficientes; si se requiere información escrita se solicitará la Declaración Marítima de Sanidad al Estado Parte;
- certificación de la formación del personal asignado a la atención médica;
- lista de medicamentos, vacunas, desinfectantes e insecticidas;
- dependiendo de las travesías habituales del buque y el tamaño del mismo, el número de pasajeros, el origen de los pacientes (solo los buques de pasaje), el equipo médico y los procedimientos practicados;
- políticas y procedimientos de limpieza, saneamiento, mantenimiento y residuos;
- registro de vigilancia específica de enfermedades (p. ej., enfermedades gastrointestinales);
- manuales de procedimiento para las instalaciones de alto riesgo y de dispositivos tales como las unidades de cuidados intensivos, transfusión de sangre, salas de operaciones, unidades de hemodiálisis y otros en su caso, y
- si aparece una enfermedad a bordo, las muestras recogidas y sus resultados y, si es posible, los certificados internacionales de vacunación o profilaxis.

Referencias

Convenios internacionales

OIT Convenio de la OIM sobre el trabajo marítimo (2006).

OIT, OMI, OMS (2008). Guía médica internacional para buques, tercera edición (http://apps.who.int/bookorders/anglais/detart1.jsp?sesslan=1&codlan=1&codcol=15&codcch=3078).

OMI, Guía de primeros auxilios para accidentes relacionados con mercancías peligrosas.

OMI, Convenio internacional de la OMI sobre normas de formación, titulación y guardia para la gente de mar, 1978, modificado en 1995, capítulo VI.

Publicaciones científicas

[Anónimo] (2002). . Norovirus activity—United States, 2002. Morbidity and Mortality Weekly Report, 52:41–45.

[Anónimo] (2003). The healthy traveler: cruising past infection. Johns Hopkins Medical Letter: Health After 50, 15:6.

Brotherton JM et al. (2003). A large outbreak of influenza A and B on a cruise ship causing widespread morbidity. Epidemiology and Infection, 130:263–271.

Centers for Disease Control and Prevention (1999). Preliminary guidelines for the prevention and control of influenza-like illness among passengers and crew members on cruise ships. Atlanta, Centers for Disease Control and Prevention.

Cramer EH et al. (2006). Epidemiology of gastroenteritis on cruise ships, 2001–2004. American Journal of Preventative Medicine, 30:252–257.

Cramer EH, Gu DX, Durbin RE (2003). Diarrheal disease on cruise ships, 1990–2000: the impact of environmental health programs. American Journal of Preventative Medicine, 24:227–233.

Dahl E (2004). Dealing with gastrointestinal illness on a cruise ship—Part 1: Description of sanitation measures. Part 2: An isolation study. International Maritime Health, 55:19–29.

Dahl E (2005). Medical practice during a world cruise: A descriptive epidemiological study of injury and illness among passengers and crew. International Maritime Health, 56:115–128.

Dahl E (2006). Norovirus challenges aboard cruise ships. International Maritime Health, 57:230–234.

Enserink M (2006). Infectious diseases. Gastrointestinal virus strikes European cruise ships. Science, 313:747.

Ferson MJ, Ressler KA (2005). Bound for Sydney town: health surveillance on international cruise vessels visiting the Port of Sydney. Medical Journal of Australia, 182:391–394.

Herwaldt BL et al. (1994). Characterization of a variant strain of Norwalk virus from a food-borne outbreak of gastroenteritis on a cruise ship in Hawaii. Journal of Clinical Microbiology, 32:861–866.

O'Mahony M et al. (1986). An outbreak of gastroenteritis on a passenger cruise ship. Journal of Hygiene (London), 97:229–236.

Peake DE, Gray CL, Ludwig MR, Hill CD (1999). Descriptive epidemiology of injury and illness among cruise ship passengers. Annals of Emergency Medicine, 33:67–72.

Rooney RM et al. (2004). A review of outbreaks of foodborne disease associated with passenger ships: evidence for risk management. Public Health Reports, 119:427–434.

Schlaich CC, Oldenburg M, Lamshoft MM (2009). Estimating the risk of communicable diseases aboard cargo ships. Journal of Travel Medicine, 16:402–406.

WHO (1988). International medical guide for ships, 2nd ed., including the ship's medicine chest. Geneva, WHO.

Widdowson MA et al. (2004). Outbreaks of acute gastroenteritis on cruise ships and on land: identification of a predominant circulating strain of norovirus—United States, 2002. Journal of Infectious Diseases, 190:27–36.

Wilson ME (1995). Travel and the emergence of infectious diseases. Emerging Infectious Diseases, 1:39–46.

Código de áreas	Resultados de la inspección: pruebas encontradas, resultados de las muestras, documentos revisados	Medidas de control / acciones correctivas	Requerida	Recomendada
		5.1 Construcción		
5.1.1 ☒	Las instalaciones médicas se utilizan con fines no sanitarios (p. ej., cuartos o salas de almacenamiento).	Utilizar las instalaciones solamente para fines sanitarios si los buques llevan 15 o más pasajeros y tripulantes o el viaje dura más de 3 días.	☒	
		Facilitar espacios con fines exclusivamente sanitarios.		☒
5.1.2 ☒	Las instalaciones médicas no son fácilmente accesibles y no están separadas de otras actividades, de las áreas de almacenamiento y manipulación de alimentos y de eliminación de residuos, y/o no hay áreas privadas para el tratamiento apropiado de los viajeros y miembros de la tripulación enfermos.	Disponer de un espacio propio y de una localización adecuada para el tratamiento.	☒	
5.1.3 o	Las instalaciones médicas no están bien iluminadas y ventiladas.	Disponer de la suficiente iluminación para garantizar una atención médica adecuada y evaluar las condiciones sanitarias y/o la ventilación.	☒	
		5.2 Equipamiento		
5.2.1 o	No existen instalaciones para el agua potable y para el lavado de las manos.	Proporcionar un lavamanos con suministro de agua potable caliente y fría.	o	
5.2.2 o	Faltan toallas de papel o dispositivos para el secado de manos, jabón líquido, papeleras, escobilla para inodoro o papel higiénico.	Equipar el área con todos los materiales necesarios.	o	
5.2.3 o	Ausencia o insuficiencia de recipientes para materiales punzocortantes o biomédicos.	Aprovisionar de recipientes para materiales punzocortantes o biomédicos con la certificación adecuada (Naciones Unidas) (consúltense las especificaciones en Área 7, Desechos sólidos y médicos).	o	
		5.3 Botiquín		
5.3.1 o	Tamaño, tipo y almacenamiento del botiquín inadecuados para el diagnóstico, tratamiento y control de los riesgos para la salud pública a bordo.	Suministrar de forma adecuada los medicamentos y/o equipos de acuerdo con la Guía médica internacional para buques (tercera edición) o los requisitos del Estado del pabellón y de la Guía de primeros auxilios de la OMI (MFAG) si hay mercancías peligrosas a bordo.	o	
5.3.2 o	Pruebas de existencia de medicamentos caducados.	Sustituir por medicamentos no caducados.	o	
5.3.3 o	Los medicamentos no se almacenan de acuerdo con las indicaciones de los fabricantes (p. ej., las vacunas no se almacenan en neveras)	Almacenar y mantener los fármacos de acuerdo con las indicaciones de los fabricantes.	o	
5.3.4 o	El almacenamiento de fármacos no está organizado.	Implementar un procedimiento de gestión del almacenamiento de medicamentos (por tipos, identificación, etc.)		o

Código de áreas	Resultados de la inspección: pruebas encontradas, resultados de las muestras, documentos revisados	Medidas de control / acciones correctivas	Requerida	Recomendada
		5.4 Limpieza y mantenimiento		
5.4.1 ☒	No hay pruebas de la existencia de procedimientos y políticas en materia de limpieza, saneamiento, desechos de material punzocortante o de gestión de los residuos.	Proporcionar procedimientos y políticas escritos de acuerdo con la complejidad de la atención médica a bordo.		☒
5.4.2 ☒	Pruebas de vectores de enfermedades y/o reservorios.	Desinfectar, desinsectar y desratizar inmediatamente.	☒	
5.4.3 o	El inodoro está sucio o el sistema de descarga de agua/cisterna no funciona adecuadamente.	Limpiar los baños. Reparación del sistema del inodoro.		o
5.4.4 o	Los equipos y dispositivos médicos no están en buenas condiciones de funcionamiento y de higiene y no se utilizan y se mantienen de acuerdo con las recomendaciones de los fabricantes.	Utilizar y mantener los equipos y dispositivos médicos de acuerdo con las recomendaciones de los fabricantes.		o
		5.5 Formación del personal		
5.5.1 o	No se ha designado a ningún miembro de la tripulación para la atención médica, dispensación y prescripción de medicamentos, así como para el mantenimiento de las instalaciones médicas a bordo.	Designar al personal para la atención médica.	o	
5.5.2 o	No hay ningún médico presente para prestar atención médica en los buques que lleven 100 o más personas a bordo y que normalmente hagan viajes internacionales de más de tres días de duración.	Proporcionar médico para la atención médica a bordo, si corresponde.	o	
5.5.3 o	Los miembros de la tripulación designados para trabajar en las instalaciones médicas no están capacitados en relación a las funciones básicas de primeros auxilios. No hay pruebas de participación en cursos de formación aprobados según los criterios previstos por el Convenio internacional de la OMI sobre normas de formación, titulación y guardia para la gente de mar (SCTW 95). El personal designado muestra falta de conocimientos y aptitudes en base a las malas prácticas observadas.	Designar a personal con la formación adecuada en función del nivel de la atención sanitaria prestada a bordo.	o	
		5.6 Información de salud		
5.6.1 o	El registro médico no está disponible durante las inspecciones. Las entradas no son legibles o no están actualizadas.	Actualizar el registro médico enumerando los casos de enfermedad, los viajeros /pasaje o tripulación afectada, y cualquier medicación prescrita.	o	
5.6.2 ☒	No hay guía médica actualizada y disponible (de acuerdo con la normativa nacional del Estado del pabellón o la Guía médica internacional para buques).	Proporcionar guía médica actualizada.	☒	

Código de áreas	Resultados de la inspección: pruebas encontradas, resultados de las muestras, documentos revisados	Medidas de control / acciones correctivas	Requerida	Recomendada
5.6.3 ☒	No se dispone de manuales de procedimiento para la prevención, vigilancia y control de riesgos para la salud pública a bordo (solo los buques de pasaje).	Proporcionar registros de vigilancia de enfermedades (p. ej., gastrointestinales) y manuales de procedimiento relacionados con la complejidad de la atención médica a bordo.		o
5.6.4 o	No se dispone de manuales de procedimiento adecuados para las instalaciones de alto riesgo (en caso de que estas instalaciones existieran).	Proporcionar procedimientos escritos y manuales de actuación para las instalaciones de alto riesgo, tales como unidades de cuidados intensivos y de hemodiálisis.		o
		5.7 Infraestructuras de comunicación		
5.7.1 o	No existen, o son insuficientes, infraestructuras de comunicación y procedimientos para contactar con el servicio de teleasistencia médica y alertar a las autoridades competentes sobre los riesgos de salud pública a bordo.	Equipar las instalaciones médicas con una infraestructura y procedimientos de comunicación.		o
5.7.2 o	El listado de estaciones de radio para la asistencia médica a distancia no está disponible o actualizado.	Proporcionar la lista actualizada de las estaciones de radio.	o	

Área 6 Piscinas y espás

Introducción

Asociados con el uso de las aguas recreativas, hay una variedad de agentes infecciosos (virus, bacterias y protozoos) que pueden afectar a la piel, oídos, ojos, tracto gastrointestinal y vías respiratorias.

Existe una serie de factores de riesgo para contraer una enfermedad infecciosa tras la utilización de aguas recreativas:

- la presencia de agentes infecciosos;
- las condiciones adecuadas para la proliferación de agentes infecciosos, p. ej., temperatura de 30 a 40 ºC, existencia de una fuente de nutrientes (materia orgánica de los bañistas);
- formas de exponer a los empleados y usuarios a los agentes infecciosos, p. ej., la bacteria Legionella en el aerosol creado por el agua agitada en piscinas-espás, y
- la presencia de personas que podrían estar expuestas a los agentes infecciosos, p. ej., la gente que pasa cerca de una piscina-espá.

Los agentes infecciosos pueden ser fácilmente introducidos en las piscinas y espás a través de los bañistas, de la suciedad que se introduzca en la piscina o de la propia fuente del agua.

Los espás son mucho menores que las piscinas de natación y tienen una relación mucho más alta de bañistas / volumen de agua, de modo que la cantidad de materia orgánica en los espás es a menudo mucho mayor que en las piscinas de natación. La desinfección del agua es, por tanto, una medida de control clave, aunque la elevada temperatura y el alto contenido orgánico del agua de los espás pueden hacer que sea difícil mantener la eficacia de la desinfección.

El uso de las aguas recreativas también lleva asociados peligros no microbiológicos, que incluyen daños accidentales por ahogamientos, resbalones o tropiezos, atrapamientos, lesiones químicas, térmicas y manipulación manual de cargas.

La identificación y evaluación de los riesgos deben llevarse a cabo para permitir que el operador del buque pueda tomar una decisión válida sobre las medidas necesarias para prevenir o controlar adecuadamente la exposición de las personas a los agentes infecciosos que pueden prosperar en ellos y otros riesgos no microbiológicos.

El operador del buque es responsable de:

- evaluar los riesgos asociados con el funcionamiento de la piscina/espá;
- prevenir o controlar la exposición a los peligros asociados a las piscinas/espás;
- mantener, analizar y poner a prueba todas las medidas de salud pública utilizadas para controlar la exposición, y
- formar a los empleados para utilizar correctamente las medidas de control.

Las piscinas y espás deben ser seguros y estar libres de sustancias irritantes, agentes infecciosos y algas. El mantenimiento diario de las piscinas y espás implica:

- eliminar la materia en suspensión y coloidal, y que el agua esté clara, brillante y sin color;
- eliminar la materia orgánica;
- proporcionar un nivel adecuado de desinfectante para controlar la proliferación de agentes infecciosos;
- mantener el pH del agua a un grado óptimo para la desinfección, y
- mantener una temperatura agradable para los bañistas.

El tratamiento del agua se puede dividir en dos etapas principales: filtración y desinfección.

- la filtración es necesaria para mantener un ambiente físicamente limpio, claro y seguro.
- la desinfección química es necesaria para prevenir la infección cruzada entre los bañistas y la proliferación de agentes infecciosos en el agua y en las superficies dentro de la piscina/espá y los sistemas relacionados con la circulación del agua y el aire.

La depuración efectiva se basa en la filtración de gran alcance junto con la desinfección continua a través de un sistema de circulación completa y rápida, para recoger y desinfectar el agua.

Para reducir al mínimo la contaminación de la piscina con materia orgánica de los bañistas es esencial animarles a usar los baños y ducharse antes de utilizar la piscina.

Normas y recomendaciones internacionales

OMS (2006). Guías para ambientes seguros en aguas recreativas. Volumen 2 – Piscinas, balnearios y ambientes de aguas recreativas similares. Ginebra, OMS

Riesgos principales

Los principales riesgos son:

- microbiológicos (virus, bacterias, protozoos), y
- no microbiológicos (daños accidentales por ahogamientos, resbalones o tropiezos, atrapamientos, lesiones químicas, térmicas y manipulación manual de cargas).

Revisión de la documentación

Los documentos requeridos son:

- plan esquemático de las instalaciones de aguas recreativas, maquinarias y sistemas;
- programa escrito para el control de los riesgos de exposición a microorganismos que pueden causar enfermedades;
- especificaciones de la instalación, diseño y construcción, mantenimiento y operación de la piscina;
- registros de formación de los empleados responsables de los sistemas de control;
- registros de seguimiento;
- resultados de los análisis (p. ej., pH, niveles residuales de cromo y bromo, temperatura, niveles microbiológicos);
- procedimientos habituales de limpieza, y
- procedimientos de limpieza y desinfección urgentes

Referencias

Normas y guías

OMS (2006). Guías para ambientes seguros en aguas recreativas. Volumen 2 – Piscinas, balnearios y ambientes de aguas recreativas similares. Ginebra, OMS.

OMS (2007). La Legionella y la prevención de la legionelosis. Ginebra, OMS.

Publicaciones científicas

Beyrer K et al. (2007). Legionnaires' disease outbreak associated with a cruise liner, August 2003: epidemiological and microbiological findings. Epidemiology and Infection, 135:802–810.

Chimonas MA et al. (2008). Passenger behaviors associated with norovirus infection on board a cruise ship—Alaska, May to June 2004. Journal of Travel Medicine, 15:177–183.

Goutziana G et al. (2008). Legionella species colonization of water distribution systems, pools and air conditioning systems in cruise ships and ferries. BMC Public Health, 8:390.

Jernigan DB et al. (1996). Outbreak of Legionnaires' disease among cruise ship passengers exposed to a contaminated whirlpool spa. Lancet, 347(9000):494–499.

Kura F et al. (2006). Outbreak of Legionnaires' disease on a cruise ship linked to spa-bath filter stones contaminated with Legionella pneumophila serogroup 5. Epidemiology and Infection, 134:385–391.

Rowbotham TJ (1998). Legionellosis associated with ships: 1977 to 1997. Communicable Disease and Public Health 1:146–151.

Código de áreas	Resultados de la inspección: pruebas encontradas, resultados de las muestras, documentos revisados	Medidas de control / acciones correctivas	Requerida	Recomendada
		6.1 Gestión		
6.1.1 ⊠	No existe un plan de actuación o los empleados responsables son incapaces de demostrar el conocimiento y/o competencia en los puntos siguientes: • operación correcta de los sistemas de las piscinas; • controles que deben llevarse a cabo (y su frecuencia) para garantizar que el sistema es efectivo; • precauciones que deben adoptarse para controlar el riesgo de exposición a microorganismos que pueden causar enfermedades.	Elaborar y aplicar un plan de actuación para controlar el riesgo de exposición a microorganismos que pueden causar enfermedades.	⊠	
		6.2 Diseño y construcción		
6.2.1 o	Los materiales o accesorios utilizados favorecen la proliferación de microorganismos o se utilizan materiales de fácil corrosión.	Reemplazar los materiales o accesorios con materiales resistentes a la corrosión que no favorezcan la proliferación de microorganismos.		o
6.2.2 o	Las tuberías no son accesibles para la limpieza. Los tanques de equilibrio no son accesibles para la limpieza y desinfección.	Asegurar que las tuberías y tanques de equilibrio son accesibles para su limpieza y desinfección.	o	
		6.3 Equipamiento		
6.3.1 o	El dispositivo de desinfección ultravioleta (UV) está instalado, pero no funciona correctamente y/o la turbidez del agua está por encima de 0,5 NTU (unidades nefelométricas de turbidez).	Mantener el dispositivo de desinfección UV acorde a las instrucciones del fabricante.	o	
		Controlar la turbidez del agua de modo que sea inferior a 0,5 NTU.	o	
		6.4 Operación, limpieza y mantenimiento		
6.4.1 o	No hay programa de tratamiento del agua.	Elaborar y aplicar un programa de tratamiento del agua para incluir el uso de productos químicos y biocidas donde corresponda.		o
6.4.2 o	Los productos químicos y biocidas no se utilizan para controlar la actividad microbiológica y/o las bombas de dosificación automática de productos químicos y los equipos instalados no son calibrados periódicamente..	Asegurar que las bombas de dosificación automática de productos químicos y los equipos están bien mantenidos y calibrados periódicamente	o	
6.4.3 o	Los empleados responsables son incapaces de demostrar conocimiento y/o competencia en la operación y mantenimiento de los sistemas de las piscinas.	Capacitar a los empleados responsables para que adquieran los conocimientos y/o competencias para operar y mantener los sistemas de la piscina. Evaluar dichos conocimientos y/o competencias después de la formación.		o
6.4.4 o	Los empleados responsables son incapaces de demostrar sus conocimientos en el manejo correcto de los procedimientos de dosificación de productos químicos.	Capacitar a los empleados responsables en el conocimiento y/o competencia en la aplicación del programa de tratamiento de agua elegido.	o	

Código de áreas	Resultados de la inspección: pruebas encontradas, resultados de las muestras, documentos revisados	Medidas de control / acciones correctivas	Requerida	Recomendada
6.4.5 o	Parámetros operacionales fuera del intervalo aceptable para los espás. Los valores aceptables son: •Cloro libre: no debe superar 3 mg/l en piscinas públicas y semipúblicas y 5 mg/l en las de agua caliente. •Bromo: no debe exceder de 4 mg/l en piscinas públicas y semipúblicas y 5 mg/l en las de agua caliente •pH: se debe mantener entre 7,2 y 7,8, para los desinfectantes a base de cloro. •pH: se debe mantener entre 7,2 y 8.0 para los desinfectantes a base de bromo y otros desinfectantes no clorados. • Turbidez: <0,5 NTU. Valores microbiológicos fuera del intervalo aceptable (ver Guías para ambientes seguros en aguas recreativas, Volumen 2, OMS, Cuadro 5.3, frecuencia recomendada de muestreo de rutina y directrices operacionales para los análisis microbiológicos durante el funcionamiento normal). Los empleados responsables son incapaces de demostrar conocimiento y/o competencia en el funcionamiento de los límites de seguridad de los parámetros definidos.	Cerrar las piscinas y comprobar la calibración y valor de pH. Corregir las deficiencias y volver a comprobar el pH. Si el pH está todavía fuera de los límites, vaciar la piscina y volver a llenarla con agua limpia para alcanzar un pH de 7,2 y añadir la cantidad adecuada de desinfectante.		o
		Comprobar que las unidades de dosificación y calibración están funcionando correctamente (es decir, contienen el desinfectante adecuado, el caudal es adecuado y no hay bolsas de aire u obstrucciones en las tuberías).	o	
		Capacitar a los empleados responsables para que adquieran los conocimientos y/o competencias para controlar los límites de seguridad. Evaluar dichos conocimientos y/o competencias después de la formación.		o
		Tomar muestras microbiológicas del agua y analizar en placa heterotrófica al menos: Escherichia coli, Pseudomonas aeruginosa, Legionella spp.	o	
6.4.6 o	Los empleados responsables son incapaces de demostrar conocimiento y/o competencia para llevar a cabo acciones correctivas en situaciones acordadas en las que los valores están fuera de los límites aceptables.	Capacitar a los empleados responsables para que adquieran los conocimientos y/o competencias para llevar a cabo acciones correctivas en situaciones acordadas en las que los valores están fuera de los límites aceptables. Evaluar dichos conocimientos y/o competencias después de la formación.	o	
6.4.7 o	Los empleados responsables no son capaces de demostrar los controles que se realizan en: •la limpieza del agua en el sistema; •retrolavado de los filtros de arena presentes; •limpieza de la línea de flotación, canales de desagüe, rejillas y alrededores de la piscina.	Capacitar a los empleados responsables en los procedimientos de mantenimiento necesarios.	o	
6.4.8 o	Los empleados responsables son incapaces de demostrar el conocimiento de los niveles determinados de control de biocidas y de la velocidad de liberación/velocidad de adición del biocida.	Capacitar a los empleados responsables en el conocimiento de los niveles determinados de control de biocidas y de la velocidad de liberación/velocidad de adición del biocida.	o	

Código de áreas	Resultados de la inspección: pruebas encontradas, resultados de las muestras, documentos revisados	Medidas de control / acciones correctivas	Requerida	Recomendada
6.4.9 o	Las pruebas microbiológicas para los organismos indicadores no se llevan a cabo.	Realizar análisis microbiológicos de organismos indicadores con regularidad.	o	
6.4.10 o	El flujo del agua de mar para las piscinas se realiza en el puerto sin un tratamiento adecuado del agua.	Cerrar el flujo de agua de mar para las piscinas siempre que el barco esté en puerto o en otras zonas de aguas que puedan albergar una posible contaminación.	o	
6.4.11 o	Los bordes y canales de desagüe, tuberías expuestas, filtros y accesorios de la piscina están visiblemente sucios o grasientos.	Limpiar los componentes sucios inmediatamente.	o	
		Elaborar y poner en práctica un procedimiento para la limpieza regular de las piscinas.		o
6.4.12 o	Los empleados responsables son incapaces de demostrar conocimiento y/o competencia en los procedimientos ordinarios de limpieza de los sistemas de las piscinas.	Capacitar a los empleados responsables en el conocimiento de los procedimientos ordinarios de limpieza de los sistemas de las piscinas elegidos. Evaluar dicho conocimiento y/o competencia después de la formación.	o	
6.4.13 o	En la sauna se ven superficies sucias y no en buen estado.	Limpiar y desinfectar todas las superficies que entran en contacto con humanos para evitar la propagación de enfermedades (p. ej., de la piel).		o
6.4.14 o	Los empleados responsables no pueden demostrar que la información sobre una correcta higiene está a disposición de los usuarios de la piscina.	Proporcionar información correcta de higiene a los usuarios de las piscinas, p. ej., señalización del tipo "Utilice los lavabos y las duchas" y "Evite sumergir la cabeza en los espás".	o	
6.4.15 o	Evidencia de vectores transmisores de enfermedad.	Aplicar medidas de control de vectores y desinfección.	o	
6.5 Procedimientos de emergencia				
6.5.1 o	No existe ningún procedimiento de respuesta definido para accidentes fecales y/o los responsables son incapaces de demostrar conocimiento y/o competencia en los procedimientos de limpieza de emergencia y desinfección.	Establecer e implementar un procedimiento para limpieza de emergencia y desinfección. Capacitar a los empleados responsables en el conocimiento de los procedimientos de limpieza de emergencia y desinfección elegidos. Evaluar dicho conocimiento y/o competencia después de la formación.		o

Área 7 Desechos sólidos y médicos

Introducción

Dependiendo del tipo y ruta de un buque, se pueden producir grandes cantidades de residuos a bordo. Estos residuos pueden separarse en diferentes tipos de basura como desechos de alimentos, papel y cartón, latas y botes, vidrio, plásticos, materiales oleosos y desechos médicos potencialmente infecciosos.

Según la definición internacional, se considera basura a toda clase de desechos de comida, residuos domésticos y operativos, salvo el pescado fresco y algunas de sus partes, generados durante el funcionamiento normal del buque tal como se define en el Anexo V del Convenio internacional de la OMI para prevenir la contaminación por los buques (MARPOL 73/78).

Habida cuenta de que la normativa MARPOL está dirigida a la protección del medio ambiente, se debe considerar que la gestión y eliminación de los desechos de forma no segura pueden tener consecuencias perjudiciales para la salud. Los detalles relativos a la retención adecuada, recogida selectiva, almacenamiento y eliminación de desechos a bordo, en tierra y mar (donde las áreas de la costa no se verán afectadas) se describen en el Anexo V del Convenio MARPOL, e incluyen medidas para impedir la aparición de riesgos para la salud.

Es necesario cumplir las normas y recomendaciones internacionales para establecer un concepto de gestión de residuos adecuado que evite la contaminación de los mares y la aparición de riesgos para la salud individual y pública.

Las recomendaciones que figuran en esta lista siguen el siguiente orden: Producción - Transporte - Tratamiento - Almacenamiento - Vertido.

Normas y recomendaciones internacionales

Convenio internacional para prevenir la contaminación por los buques, 1973, modificado por el Protocolo de 1978 (MARPOL 73/78) en su versión enmendada.

Anexo V: Reglas para prevenir la contaminación por las basuras de los buques.

Tipo de basura	Fuera de las zonas especiales	En las zonas especiales
Materias plásticas, incluidas la cabuyería y redes de pesca de fibras sintéticas y las bolsas de plástico	Descarga prohibida	Descarga prohibida
Tablas y forros de estiba, y materiales de embalaje que puedan flotar	Descarga prohibida a menos de 25 millas marinas de la tierra más próxima	Descarga prohibida
Papel, trapos, vidrio, metales, botellas, loza y residuos similares	Descarga prohibida a menos de 12 millas marinas de la tierra más próxima	Descarga prohibida
Papel, trapos, vidrio, etc., triturados o desmenuzadosa [a]	Descarga prohibida a menos de 3 millas marinas de la tierra más próxima	Descarga prohibida
Restos de comida triturados o desmenuzadosa [a]	Descarga prohibida a menos de 3 millas marinas de la tierra más próxima	Descarga prohibida a menos de 12 millas marinas de la tierra más próxima
Restos de comida no triturados o desmenuzados	Descarga prohibida a menos de 12 millas marinas de la tierra más próxima	Eliminación prohibida a menos de 12 millas marinas de la tierra más próxima
Mezcla de basuras	Varía según componentes[b]	Varía según componentes[b]

a: Debe ser capaz de pasar a través de una criba con un tamaño de malla no mayor de 25 mm.
b: En caso de mezcla de sustancias con diferentes requisitos de eliminación o descarga, se seguirá el requisito más estricto.

Comisión del Codex Alimentarius CAC (203). CAC/RCP1-1969 (Rev.4-2003), Código internacional recomendado de prácticas - Principios generales de higiene de los alimentos; incorpora el sistema de Análisis de Peligros y Puntos Críticos de Control (APPCC) y directrices para su aplicación.

OMS (2004). Revisión provisional de las Guías para la calidad del agua potable y la Guía de sanidad a bordo (borrador), 10/2004. Ginebra, OMS.

OMS (1999). Gestión sin riesgos de los desechos generados por la atención de salud. Ginebra, OMS.

OMI (2000). Directrices para garantizar la adecuación de las instalaciones portuarias receptoras de desechos. Londres, OMI.

OMI Resolución MEPC.70(38): Directrices para la elaboración de planes de gestión de basuras. Londres, OMI.

OMI Resolución MEPC.76(40): Especificación normalizada para los incineradores de a bordo. Londres, OMI.

OMI Convenio para facilitar el tráfico marítimo internacional, 1965, enmendado, edición.
Anexo 5: Certificados y documentos que deben llevarse a bordo de los buques.

Riesgos principales

Los residuos de alimentos que atraigan fácilmente a los vectores de enfermedades como roedores, moscas y cucarachas. Los residuos que pueden contener agentes físicos, microorganismos peligrosos o agentes químicos; p. ej., los objetos afilados (tales como agujas) son peligrosos en sí mismos y pueden albergar agentes infecciosos. Las sustancias químicas peligrosas pueden depositarse entre los residuos y suponen un riesgo para el personal que maneje los desechos.

Los seres humanos pueden exponerse directamente, tanto a bordo como en el puerto, al contacto con los residuos que no se gestionan de una manera segura. La exposición también puede ocurrir a través de la transferencia al medio ambiente de organismos que causan enfermedades o sustancias dañinas debido a la eliminación insegura. Sin embargo, los residuos pueden ser manejados y eliminados de forma que se evite que se produzcan daños. Deben aplicarse procedimientos para facilitar el procesamiento, almacenamiento y descarga seguros de la basura mediante un plan de gestión de basuras.

Revisión de la documentación

Documentos Requeridos:

- todo buque igual o superior a 400 toneladas de arqueo bruto y todo buque que esté autorizado a transportar a 15 personas o más necesita elaborar un plan de gestión de basuras. Este documento debe contener toda la información requerida en las Directrices para la elaboración de planes de gestión de basuras de la Comisión para la Protección del Medio Ambiente Marino;
- todo buque igual o superior a 400 toneladas de arqueo bruto y todo buque que esté autorizado a transportar a 15 personas o más necesita mantener un libro registro de basuras. Este documento debe contener información sobre la cantidad de los diferentes tipos de residuos que se han producido a bordo y sobre la descarga y los procesos de incineración;
- Manual internacional de gestión de la seguridad;
- las instrucciones de mantenimiento de las unidades de tratamiento de residuos (por ejemplo, incinerador), y
- los planes de construcción del sistema de aguas residuales para comprobar los drenajes en las áreas de residuos.

Referencias

<u>Convenios internacionales</u>

OIT Convenio sobre el trabajo marítimo, 2006

<u>Normas y guías</u>

OMS (1999). Gestión sin riesgos de los desechos generados por la atención de salud. Ginebra, OMS
OMS (2011). Guía de sanidad a bordo, Ginebra, OMS.

Código de áreas	Resultados de la inspección: pruebas encontradas, resultados de las muestras, documentos revisados	Medidas de control / acciones correctivas	Requerida	Recomendada
7.1 Libro registro de basuras (Requerido en todos los buques de > 400 toneladas de arqueo bruto o ≥ 15 personas a bordo)				
7.1.1 o	No hay libro de registro de basuras disponible o no contiene todas las operaciones de eliminación y de incineración.	Todos los libros de registro de basuras tienen que estar disponibles durante un mínimo de dos años. Notificar a la autoridad de control de los buques por el Estado rector del Puerto.	o	
	La fecha, hora, posición del buque, descripción del tipo de basura y cantidad estimada incinerada o de descarga no se han identificado y/o firmado.	Los libros de registro de basuras tienen que estar al día en todo momento. Proporcionar la información necesaria a la autoridad de control de los buques por el Estado rector del puerto y la autoridad competente.	o	
7.2 Plan de gestión de basuras (Requerido en todos los buques de > 400 toneladas de arqueo bruto o ≥ 15 personas a bordo)				
7.2.1 o	No se dispone de un plan de gestión de basuras o no todos los procedimientos de recogida, almacenamiento, tratamiento y eliminación de la basura están incluidos en el plan.	Elaborar el plan de gestión de basuras según las directrices de la OMI.	o	
		Poner en práctica todos los procedimientos de recogida, almacenamiento, procesamiento y eliminación de basuras del plan.	o	
		Nombrar a una persona específica que se haga cargo de llevar a cabo el plan de gestión de basuras	o	
		Traducir el plan de gestión de basuras al idioma de trabajo de la tripulación.	o	
7.3 Gestión				
7.3.1 o	Falta de herramientas de capacitación y/o de conocimientos sobre los procedimientos de gestión de la basura y los reglamentos de descarga.	Capacitar a la tripulación en los procedimientos y normas relacionadas con la recogida, procesamiento, almacenamiento y eliminación de las basuras.		o
		Apoyar a la tripulación con los materiales para capacitación sobre separación, tratamiento, almacenamiento y descarga de basuras.		o
		Proporcionar una señalización en inglés, francés o español, informando a los viajeros y a la tripulación de los requisitos de eliminación de acuerdo con el Anexo V del Convenio MARPOL.	o	
7.4 Lugares de producción de residuos				
7.4.1 o	Los contenedores de residuos de alimentos: •no están disponibles; • están sucios; • no están equipados con tapas ajustadas; • no son estancos; •desprenden un olor fuerte; •atraen a roedores u otros bichos. Los lugares donde se generan residuos de comida incluyen la cocina, despensa y comedores.	Instalar contenedores de residuos que sean impermeables, no absorbentes, fáciles de limpiar y desinfectar y con una tapa que cierre de forma adecuada.	o	
		Fregar, lavar y desinfectar los contenedores a fondo después de cada vaciado.	o	
		Realizar el control de plagas en la zona.	o	

Código de áreas	Resultados de la inspección: pruebas encontradas, resultados de las muestras, documentos revisados	Medidas de control / acciones correctivas	Requerida	Recomendada
7.4.2 o	Los contenedores para otros tipos de basuras: • no son estancos; • son absorbentes; • no son fáciles de limpiar; • no están equipados con tapas ajustadas.	Disponer contenedores adecuados.	o	
		Definir una zona adecuada de almacenamiento de contenedores de residuos		o
7.4.3 o	Los contenedores existentes: • están sucios; • están rotos; • atraen a roedores o bichos; • presentan indicios de vectores alimentándose o reproduciéndose en el interior o exterior de los contenedores.	Limpiar, desinsectar y desinfectar los contenedores sucios en un área apartada de las áreas de alimentos.	o	
		Limpiar, desinsectar y desinfectar el área afectada.	o	
		Reemplazar los contenedores rotos.	o	
7.4.4 o	Los contenedores de residuos no están cerrados herméticamente entre tareas (p. ej., durante el manejo de alimentos pueden ser necesarios contenedores abiertos).	Cubrir los contenedores de residuos en las áreas de preparación de alimentos o de servicios durante las operaciones siempre que sea posible.		o
		Suministrar contenedores de residuos en las áreas de alimentos que se puedan abrir sin el uso de las manos (p. ej., con un pedal de pie).		o
7.4.5 o	La grasa separada de los residuos de la cocina no se manipula de forma adecuada	Instalar un interceptor de grasa entre los desagües de la cocina y el sistema de aguas residuales.	o	
		Recoger y almacenar la grasa de forma legal (instalaciones portuarias autorizadas de recepción de residuos, incineración o vertido en alta mar)	o	
		Limpiar el interceptor de grasa.		o
7.4.6 o	Pruebas de vectores y/o reservorios.	Desinfectar los reservorios y aplicar medidas de control de vectores.	o	
		7.5 Desechos médicos		
7.5.1 o	Acumulación de desechos médicos en el punto de producción (p. ej., la enfermería).	Retirar los residuos correctamente embalados desde el punto de producción a un lugar de almacenamiento seguro.	o	
		Depositar los desechos médicos, tan pronto como sea posible, en instalaciones adecuadas de recepción en tierra.	o	
		Reducir el tiempo de almacenamiento tanto como sea posible.		o
		Incluir el manejo de residuos médicos en el plan de gestión de basuras.	o	
		Almacenar los residuos potencialmente infecciosos en bolsas de plástico amarillas o contenedores etiquetados con las palabras "ALTAMENTE INFECCIOSO" y con el símbolo internacional de sustancias infecciosas (riesgo biológico).	o	

Código de áreas	Resultados de la inspección: pruebas encontradas, resultados de las muestras, documentos revisados	Medidas de control / acciones correctivas	Requerida	Recomendada
7.5.2 o	Los residuos médicos no se encuentran en bolsas de plástico de un color específico y etiquetadas, o en contenedores, o no están almacenados de forma separada. Los residuos médicos peligrosos para la salud y los no peligrosos no están separados.	Almacenar los residuos no infecciosos procedentes de las instalaciones sanitarias en bolsas de plástico negro.		o
		Almacenar los residuos médicos separados de otros residuos en un lugar específico.	o	
		Proporcionar un nuevo suministro de bolsas o contenedores.		o
		Proporcionar soportes adecuados para fijar los contenedores o bolsas en el dispensario o las instalaciones médicas.		o
		Colocar instrucciones de separación e identificación de residuos en cada punto de recogida de residuos.		o
		Retirar los contenedores y bolsas cuando se llenen tres cuartas partes.		o
		Cerrar herméticamente las bolsas de residuos (p. ej., con bridas).		o
7.5.3 o	No se vierten los residuos médicos líquidos en el sistema de aguas residuales (aguas negras). Los desagües del dispensario o instalaciones médicas no están conectados al sistema de aguas negras.	Conectar cualquier sistema de tuberías de desechos médicos líquidos y aguas residuales de las áreas médicas, incluyendo bañeras, duchas y lavabos, al sistema de aguas residuales.	o	
7.5.4 o	Residuos punzocortantes (p. ej., agujas, cuchillas) no almacenados en un contenedor adecuado; presencia de otros residuos diferentes a los anteriores en el contenedor; o los contenedores están llenos.	Depositar los residuos punzocortantes en contenedores adecuados de plástico.	o	
		Proporcionar contenedores para residuos punzocortantes hechos de metal o de plástico resistente a las punciones, provistos de tapas, rígidos, impermeables y a prueba de manipulaciones. Los contenedores deben ser de color amarillo, etiquetados con la palabra "PUNZOCORTANTES" y el símbolo internacional de sustancias infecciosas (riesgo biológico).	o	
		Proporcionar soportes adecuados para fijar los contenedores a fin de evitar lesiones si el buque está navegando.		o
		Colocar todos los contenedores que estén llenos en sus tres cuartas partes en una bolsa para residuos médicos infecciosos amarilla y etiquetada, antes de ser retirados del dispensario.	o	
		No colocar residuos que no sean punzantes en el contenedor de residuos punzantes.		o
7.5.5 o	Los residuos farmacéuticos no se almacenan o eliminan de forma correcta.	Almacenar los residuos farmacéuticos (p. ej., medicamentos caducados) preferiblemente en bolsas marrones de plástico y devolverlos a una instalación adecuada de recepción en tierra para su eliminación final.		o
		Prohibir la incineración a bajas temperaturas o el vertido de productos farmacéuticos al sistema de aguas residuales.		o
7.5.6 o	Los lugares para el almacenamiento seguro y/o tratamiento seguro de desechos médicos no están designados.	Definir un lugar destinado al almacenamiento de desechos médicos y seguro contra el acceso no autorizado.	o	
7.5.7 o	Los plásticos o materiales húmedos están preparados para ser incinerados.	Solo pueden incinerarse el material a base de papel o tejidos.	o	

Código de áreas	Resultados de la inspección: pruebas encontradas, resultados de las muestras, documentos revisados	Medidas de control / acciones correctivas	Requerida	Recomendada
7.5.8 o	El personal de la tripulación encargado de manipular los residuos sanitarios potencialmente infecciosos no está vacunado contra el virus de la hepatitis B.	Vacunar al personal encargado de la manipulación de este tipo de residuos contra el virus de la hepatitis B.		o
7.5.9 o	Pruebas de vectores y/o reservorios.	Realizar inmediatamente la desinfección, desratización y desinsectación.	o	
		7.6 Residuos químicos peligrosos		
7.6.1 o	No hay un espacio designado para el almacenamiento de los residuos químicos peligrosos; el área no está protegida contra el acceso no autorizado, o está sucia y poco iluminada y ventilada.	Designar un espacio para el almacenamiento de residuos peligrosos.	o	
		Mejorar la iluminación en el área de almacenamiento.		o
		Mejorar la ventilación en el área de almacenamiento.		o
		Limpiar el lugar de almacenamiento.	o	
		Adoptar medidas de seguridad para evitar el acceso no autorizado al área de almacenamiento.	o	
7.6.2 o	Los residuos químicos peligrosos de distinta composición se acumulan o no se almacenan por separado.	Almacenar los distintos productos químicos de forma separada para evitar una reacción química imprevista.	o	
		Eliminar los residuos mediante empresas u organismos autorizados para gestionar residuos peligrosos.	o	
		Obtener información sobre las instalaciones adecuadas de recepción de desechos en los puertos para evitar la acumulación de residuos peligrosos.		o
7.6.3 o	Pruebas de vectores y/o reservorios.	Realizar inmediatamente la desinfección, desratización y desinsectación.	o	
		7.7 Transporte		
7.7.1 o	Los interiores de los montacargas y rampas de descarga de basura u otros sistemas de transporte de residuos: • no están debidamente construidos; • muestran signos de suciedad o acumulación de grasa; • desprenden un olor fuerte; • están dañados o corroídos.	Limpiar y desinfectar las instalaciones de transporte de residuos.	o	
		Instalar en la parte inferior de los montacargas un revestimiento extraíble, lavable, no absorbente y no corrosivo de un espesor de al menos 10 mm en todos sus lados.		o
		Mejorar las estructuras para permitir fácilmente la limpieza y desinfección del sistema de transporte de residuos.		o
		Cambiar los interiores de los montacargas y rampas de descarga de basura para que sean de acero inoxidable.		o
		Disponer rampas de descarga de basura con un sistema de limpieza automática.		o
		Realizar la limpieza y desinfección periódicamente.	o	
7.7.2 o	No existe drenaje en la parte inferior del hueco del montacargas, el desagüe no está conectado al sistema de aguas residuales, o la parte inferior del hueco del montacargas está sucia.	Instalar desagües en la parte inferior del hueco del montacargas.		o
		Conectar los desagües al sistema de aguas residuales.		o
		Limpiar y desinfectar la parte inferior del hueco del montacargas.		o
7.7.3 o	Pruebas de vectores y/o reservorios.	Realizar inmediatamente la desinfección, desratización y desinsectación.	o	

Código de áreas	Resultados de la inspección: pruebas encontradas, resultados de las muestras, documentos revisados	Medidas de control / acciones correctivas	Requerida	Recomendada
7.8 Procesamiento de la basura				
7.8.1 o	Las mesas de clasificación no están adecuadamente construidas a partir de materiales impermeables y no absorbentes (preferiblemente acero inoxidable), no tienen esquinas cóncavas y bordes redondeados, o están rotas o sucias.	Limpiar y desinfectar con cuidado las mesas de clasificación después de cada uso.		o
		Instalar mesas de clasificación de un material adecuado (preferiblemente acero inoxidable), con las esquinas cóncavas y los bordes redondeados. Si se proporciona una brazola, debe tener al menos 8 cm de alto y ser cóncava. Las mesas deben drenar al sistema de desagüe.		o
7.8.2 o	La sala donde se procesa la basura no cumple los mismos criterios de las salas de almacenamiento de la basura.	Proporcionar a las salas de tratamiento de basuras el mismo equipamiento que a las salas de almacenamiento de basura (ventilación, iluminación, manguera de agua potable, desagües, etc.).		o
7.8.3 o	No se dispone de instalaciones de lavado de manos en las proximidades de las áreas de procesamiento de residuos, o no cuentan con los medios adecuados.	Disponer instalaciones de lavado de manos con agua corriente potable fría y caliente.		o
		Equipar las instalaciones de lavado de manos con toallas de papel desechables, jabón líquido, líquido desinfectante de manos y recipiente de residuos, y señalizarlas con el texto "¡Lave y desinfecte sus manos!"		o
		Instalar una conexión para manguera y suficiente drenaje para evitar la acumulación de agua.		o
7.8.4 o	No se dispone de equipo de protección personal (EPP), no está en buen estado de funcionamiento y/o el personal no muestra competencia en la utilización de los EPP.	Equipar y capacitar al personal encargado del tratamiento de residuos con gafas de seguridad o una careta, mascarilla, guantes de goma, guantes de trabajo, zapatos o botas de seguridad y traje protector.	o	
7.8.5 o	Los restos de basura triturados que se recogen para la eliminación por la borda son demasiado grandes.	Triturar la basura hasta que pueda pasar a través de una malla de 25 mm antes de su eliminación.	o	
7.8.6 o	Los pulverizadores y/o compactadores sucios desprenden un olor fuerte o atraen a parásitos y/o roedores.	Limpiar, desinfectar y desratizar las instalaciones de procesamiento de basura.	o	
7.8.7 o	El lugar utilizado para limpiar los contenedores de basura facilita la contaminación cruzada y/o está en condiciones sanitarias deficientes.	Designar un lugar para limpiar los contenedores de basura lejos de las áreas de alimentos (por ejemplo, en una sala de almacenamiento de basura debidamente equipada y con mantenimiento adecuado).		o
7.8.8 o	Pruebas de vectores y/o reservorios.	Realizar inmediatamente la desinfección, desratización y desinsectación.	o	

Código de áreas	Resultados de la inspección: pruebas encontradas, resultados de las muestras, documentos revisados	Medidas de control / acciones correctivas	Requerida	Recomendada
7.9 Almacenamiento				
7.9.1 o	El lugar de almacenamiento no cumple los siguientes requisitos: • tamaño adecuado; • protegido del sol; • inaccesible a los animales, incluidos los insectos y aves; • fácil de limpiar y desinfectar; • suelo duradero, no absorbente y resistente; • drenaje al sistema de aguas residuales; • suministro de agua para la limpieza; • manguera de agua para la limpieza; • Fácil acceso para el personal encargado • protegido del acceso no autorizado; • buena iluminación (220 lux) y ventilación; • no se encuentra en las proximidades de los almacenes de alimentos frescos o áreas de preparación de alimentos.	Asegurarse de que los espacios destinados al almacenamiento de la basura tengan una amplitud suficiente para mantener los residuos no procesados durante el máximo periodo de tiempo que se prevé que transcurra entre dos operaciones de descarga de residuos.	o	
		Establecer un calendario de limpieza para la limpieza y desinfección periódicas.		o
		Instalar un sistema de protección contra los rayos solares o cambiar la ubicación del área de almacenamiento para evitar el efecto del calor del sol y de otras fuentes.	o	
		Proteger el área de la intrusión de animales e insectos.	o	
		Los contenedores almacenados en la cubierta deben ser herméticos.	o	
		Instalar un desagüe conectado al sistema de aguas residuales.	o	
		Proporcionar agua corriente y manguera para la limpieza.		o
		Asegurar que se evita el acceso no autorizado al área de almacenamiento o a los contenedores de basura.	o	
		Mejorar la ventilación y la iluminación.		o
		Asegurar que el área de la basura está separada del área de alimentos.		o
7.9.2 o	No se dispone de instalaciones de lavado de manos en las proximidades de las zonas de almacenamiento de residuos, o no cuentan con los medios adecuados.	Disponer instalaciones de lavado de manos con agua corriente potable fría y caliente.		o
		Equipar las instalaciones de lavado de manos con toallas de papel desechables, jabón líquido, líquido de desinfección de manos y recipiente de residuos, y señalizarlas con el texto "¡Lave y desinfecte sus manos!"		o
		Instalar una conexión para manguera y suficiente drenaje para evitar la acumulación de agua.		o
7.9.3 o	No se dispone de armario para los materiales de limpieza, o está roto o sucio.	Proporcionar un armario con los utensilios de limpieza, alejado de los alimentos.		o
		Proporcionar equipamiento de limpieza adecuado.	o	
7.9.4 o	No hay un suministro adecuado de material de limpieza, equipos de protección personal (EPP) y bolsas o contenedores de residuos situado cerca de la zona de almacenamiento.	Suministrar equipamiento de limpieza.		o
		Proporcionar EPP (gafas de seguridad o careta, guantes de trabajo de goma, mascarilla, zapatos o botas de seguridad y traje protector).		o
		Suministrar bolsas de residuos y/o contenedores adecuados cerca del área de almacenamiento.		o
7.9.5 o	Suministro inadecuado de contenedores de residuos. No hay separación según el tipo de basura o no hay suficientes contenedores adecuados.	Suministrar contenedores de una capacidad adecuada para el papel, plásticos, latas, desechos de alimentos y residuos secos.	o	
		Rotular los contenedores de residuos de acuerdo con el contenido.	o	
		Almacenar los diferentes tipos de residuos por separado.	o	
		Guardar siempre los desechos de alimentos y secos en contenedores bien cerrados, protegidos de la intemperie y de la intrusión de roedores y bichos.	o	

Código de áreas	Resultados de la inspección: pruebas encontradas, resultados de las muestras, documentos revisados	Medidas de control / acciones correctivas	Requerida	Recomendada
7.9.6 o	Los contenedores están sucios o atraen vectores.	Después de cada vaciado, los contenedores deben limpiarse a fondo, y si es necesario desinsectarse y desinfectarse.		o
7.9.7 o	No hay un espacio refrigerado para almacenar la basura húmeda.	Proporcionar un espacio refrigerado cerrado herméticamente para almacenar la basura húmeda. El espacio tendrá que cumplir los mismos criterios utilizados para el almacenamiento de los alimentos refrigerados.		o
7.9.8 o	Presencia de materiales en exceso en el área de almacenamiento de la basura (cuarto de basura lleno).	Eliminar la basura en las instalaciones portuarias de recepción.		o
		Recopilar información sobre las instalaciones adecuadas de recepción de residuos en los próximos puertos.		o
7.9.9 o	Pruebas de vectores o reservorios.	Realizar inmediatamente la desinfección, desinsectación y desratización.	o	
		7.10 Incinerador		
7.10.1 o	Las cenizas, materiales plásticos u otras sustancias que puedan contener metales pesados u otras sustancias tóxicas se vierten al mar.	Capacitar a la tripulación en la práctica correcta de la evacuación de las cenizas del incinerador.		o
		Informar a la autoridad competente del incumplimiento del MARPOL.	o	
7.10.2 o	Pruebas de fugas de gases y/o partículas de la cámara de combustión.	Comprobar el sistema de escape y la estanqueidad de planta incineradora.		o
7.10.3 o	El incinerador no tiene ninguna señalización en un lugar destacado para advertir de la apertura no autorizada de las puertas durante su funcionamiento y de la sobrecarga de basura.	Instalar la señalización adecuada. "No abrir mientras esté funcionando" y "No sobrecargar el incinerador".		o
7.10.4 o	El incinerador está lleno de cenizas o escoria.	La cámara de combustión debe limpiarse y las cenizas o escoria depositarse en una instalación portuaria receptora.		o
7.10.5 o	El lugar donde está el incinerador está sucio o con basura acumulada.	Limpiar el lugar donde se encuentra el incinerador.	o	
		Guardar la basura en una sala de almacenamiento adecuada.		o
7.10.6 o	Pruebas de vectores o reservorios.	Realizar inmediatamente la desinfección, desinsectación y desratización.	o	
		7.11 Vertido		
7.11.1 o	Se ha eliminado basura por la borda en una zona "especial" o cualquier otra prueba de la eliminación de residuos prohibidos en el agua.	Informar a la autoridad competente (p. ej., la de control de los buques por el Estado rector del puerto).	o	
		Recuperar y retener los residuos a bordo.		o
7.11.2 o	El capitán o la tripulación no están familiarizados con los procedimientos esenciales para el tratamiento de la basura a bordo.	Señalizar en inglés, francés o español, informando a los viajeros y la tripulación de los requisitos de eliminación de basuras según el Anexo V del MARPOL.		o

Área 8 Sala de máquinas

Introducción

La sala de máquinas puede contener agentes microbiológicos, químicos o físicos peligrosos. Puede albergar agentes infecciosos y sustancias químicas nocivas que pueden depositarse en los residuos. La sala de máquinas y los compartimentos cercanos pueden contener equipos, instalaciones de tratamiento y conexiones para las aguas negras (tal como se definen en el glosario), las aguas grises (como se definen en el glosario), el agua de lastre, los efluentes de separadores de aceite y agua, el agua de refrigeración de las calderas y del generador de vapor, las aguas residuales industriales y otros residuos peligrosos.

Las personas pueden estar expuestas directamente a través del contacto con los residuos y las instalaciones de a bordo que no se gestionan de una manera segura. El contacto también puede producirse a través de la exposición ambiental a microorganismos que causan enfermedades o sustancias nocivas debido a un manejo inseguro del entorno, fallos operativos y la falta de formación de la tripulación.

Normas y recomendaciones internacionales

OMI, Directrices relativas a la configuración, el proyecto y la disposición de la cámara de máquinas (MSC 68/Circ 834)

1. Capítulo 6.3, Ergonomía:

6.3.7 La disposición, diseño y construcción de la maquinaria y de las áreas de trabajo en las salas de máquinas deben ser de tal manera que estas puedan limpiarse adecuadamente.

6.3.9 El suministro de material fungible, tal como bombillas, linternas, baterías, dispositivos de protección auditiva, gafas protectoras, ropa de trabajo desechable, guantes, trapos, tazas, cuadernos, bolígrafos y lápices, se mantendrá en la sala de máquinas para el uso del personal que trabaja en ellas.

2. Capítulo 6.4, Minimización del riesgo a través de la disposición y el diseño:

6.4.6 Las salas de máquinas deben disponer de medios de recogida y retirada de aceite, papel, trapos y otros desechos, y con los suministros de limpieza necesarios para minimizar el riesgo de fuego y lesiones personales.

OMI, Convenio internacional para prevenir la contaminación por los buques, 1973, modificado por el Protocolo de 1978 (MARPOL)

El anexo VI establece los límites de las emisiones de óxido de nitrógeno (NOx) procedentes de los motores diesel.

Existen enmiendas al anexo del Protocolo de 1997, que modifica el Convenio internacional para prevenir la contaminación por los buques, de 1973, modificado por el Protocolo de 1978 (Anexo VI revisado del MARPOL). La reducción progresiva de óxido de nitrógeno (NOx) procedente de los motores marinos fue aprobada con controles más estrictos sobre los llamados motores «Nivel III», es decir, los instalados en los buques construidos a partir del 1 de enero de 2016, que operan en las zonas de control de emisiones.

OIT, Convenio (núm. 133) sobre el alojamiento de la tripulación, 1970

1. Artículo 9: En los buques de 1.600 toneladas o más deberán instalarse:

b) un retrete y un lavabo con agua dulce corriente, caliente y fría, en lugar fácilmente accesible desde el área de máquinas, si no se hubiesen instalado cerca del centro de control de la sala de máquinas.

2. En los buques de 1.600 toneladas o más, a excepción de los que tienen cabinas individuales e instalaciones sanitarias privadas o semiprivadas para todo el personal de máquinas, deberán establecerse instalaciones para cambiarse de ropa, que estarán:

a) situadas fuera de la sala de máquinas pero en lugar fácilmente accesible a ella; y

b) dotadas de armarios individuales, bañeras o duchas, o ambas, y lavabos, con agua dulce corriente, caliente y fría.

Riesgos principales

Los principales riesgos incluyen la contaminación por vectores y los efectos del entorno de la sala de máquinas sobre la salud de los miembros de la tripulación, como:

- la exposición externa al aceite y la inhalación del vapor y vaho de aceite debidos a la insuficiente ventilación y la ubicación de la instalación;
- la temperatura elevada de las salas de control cerradas, con una refrigeración insuficiente de las instalaciones, y
- la iluminación insuficiente

Revisión de la documentación

No corresponde.

Referencias

Convenios internacionales

OMI (1978). Directrices relativas a la configuración, el proyecto y la disposición de la cámara de máquinas (MSC 68/Circ 834). Londres, OMI. Capítulo 6.3, Ergonomía; Capítulo 6.4, Minimización del riesgo a través de la disposición y el diseño.

OMI, Convenio internacional para prevenir la contaminación por los buques, 1973, modificado por el Protocolo de 1978 (MARPOL), anexo VI.

Código de áreas	Resultados de la inspección: pruebas encontradas, resultados de las muestras, documentos revisados	Medidas de control / acciones correctivas	Requerida	Recomendada
		8.1 Construcción		
8.1.1 o	El diseño de la construcción no facilita la limpieza.	La disposición, diseño y construcción de las máquinas y las áreas de trabajo deben ser tales que la sala de máquinas pueda limpiarse de forma adecuada.		o
		8.2 Gestión		
8.2.1 o	Pruebas de vectores.	Aplicar medidas de control de vectores y eliminar sus reservorios.	o	
8.2.2 o	Los conductos van directamente desde la cubierta superior a la sala de máquinas sin protección contra vectores.	Disponer de protección contra vectores en los extremos de los conductos de salida de los sistemas de aire frío o aire caliente que sirven a más de un compartimento.		o
		8.3 Equipos e instalaciones (para todos los buques de ≥ 1.600 toneladas)		
8.3.1 o	No hay lavabo de fácil acceso.	Instalar un lavabo con agua potable caliente y fría, fácilmente accesible desde la zona de máquinas.	o	
8.3.2 o	No hay duchas ni vestuario para el personal del departamento de máquinas	Disponer instalaciones para cambiarse de ropa que estén: •localizadas fuera del espacio de máquinas pero con fácil acceso a la misma, y •dotadas con armarios individuales para ropa, así como con bañeras y/ o duchas y lavabos, con agua potable caliente y fría.	o	
		8.4 Ventilación		
8.4.1 o	Las unidades de ventilación no funcionan.	Reparar o renovar las unidades de ventilación.		o

Área 9 Agua potable

Introducción

El agua potable es esencial para la salud; por este motivo, casi todas las naciones del mundo tienen reglamentos para asegurar agua potable a su población. Por lo general, los Estados que no han definido sus propios reglamentos de agua potable se rigen por las directrices de la Guía de la OMS para la calidad del agua potable (GDWQ), Vol. 1, 3ª edición. Ginebra, OMS.

Los barcos pueden estar equipados con dos o tres sistemas de agua diferentes, por ejemplo: agua potable, agua no potable para otros usos técnicos y agua para sistema contra incendios. Siempre que sea posible, debe instalarse un único sistema de agua para el suministro de agua potable para beber, higiene personal, con fines culinarios, los lavavajillas, el hospital y la colada. El agua no potable, si se utiliza en el barco, tiene que cargarse y distribuirse a través de un sistema de tuberías completamente diferente. Este sistema de tuberías debe identificarse con un color distinto de codificación según las normas internacionales vigentes.

Definición de agua potable

El término «agua potable» define toda agua para consumo humano. Es crucial tener en cuenta que esto incluye no solo el agua para beber o cocinar, sino también el agua para, por ejemplo, cepillarse los dientes, ducharse, lavarse las manos y lavar la ropa. Incluso en los grandes buques mercantes modernos, las duchas y lavabos pueden utilizar «agua dulce» que viene directamente de las plantas desalinizadoras y que no responde a los criterios de calidad del agua potable. Por supuesto el «agua dulce» no tratada puede albergar muchos riesgos para la salud del consumidor y también para la salud pública. Por lo tanto, los buques equipados con estos «sistemas de agua dulce» no deben utilizar el agua que no es apta para el consumo humano con los fines antes mencionados.

Normas y recomendaciones internacionales

OIT Convenio (núm. 133) sobre el alojamiento de la tripulación (disposiciones complementarias), 1970

El Convenio de la OIT núm. 133 ha sido ratificado por un gran número de Estados Miembros y define las normas mínimas para el alojamiento de la tripulación a bordo de buques comerciales por encima de 1000 toneladas brutas. En este Convenio, se exige que las personas a bordo tengan acceso permanente a agua potable fría. Además, las duchas o bañeras y lavabos tienen que tener suministro de "agua dulce" fría y caliente. La definición de este término es problemática, como se ha descrito anteriormente.

El Convenio de la OIT núm. 133 se incluirá en el Convenio sobre el trabajo marítimo, que define los mismos requisitos pero aún está en proceso de ratificación.

OMS Guías para la calidad del agua potable
Esta guía proporciona información sobre los aspectos microbiológicos, físicos y químicos de la calidad del agua potable y se utiliza a menudo como referencia por las diferentes legislaciones nacionales sobre agua potable

Organización Internacional de Normalización (ISO)
Varias normas internacionales importantes de la ISO describen los aspectos técnicos para sistemas de agua potable seguros.

Riesgos principales

La gestión inadecuada del agua es una vía comprobada de transmisión de enfermedades infecciosas en los buques. Además, el agua puede ser una fuente de casos índice de la enfermedad que luego puede transmitirse por otras vías. La mayoría de los brotes se deben a la ingestión de agua contaminada con patógenos derivados de los excrementos humanos o animales. La contaminación se asocia con aprovisionamiento de agua contaminada, conexiones cruzadas entre agua potable y no potable, procedimientos inadecuados de carga, mal diseño y construcción de tanques de almacenamiento de agua potable y desinfección inadecuada. Ya que a menudo el espacio a bordo de los buques es limitado, es probable que los sistemas de agua potable estén físicamente cerca de una fuente de calor excesivo o cerca de sustancias peligrosas, tales como aguas residuales o flujos de residuos. Evitar la contaminación cruzada es uno de los principales retos.

El aprovisionamiento de agua es uno de los procedimientos más críticos. Los procedimientos inseguros de manipulación y el uso de materiales inadecuados, como las mangueras contra incendios, pueden conducir a la contaminación. El agua contaminada puede suministrarse desde tierra y si no se instalan sistemas de barrera puede contaminar el sistema de agua potable del barco. Pero también la contaminación del sistema de tierra es posible si no hay válvulas antirretorno instaladas entre la toma de tierra y el barco. Es fundamental conocer los riesgos y es necesario aplicar prácticas de buen manejo de las mangueras de agua potable y de todo el procedimiento de aprovisionamiento.

La Guía de la OMS para la calidad del agua potable define los criterios mínimos de calidad del agua potable recomendados. Algunos de los criterios más comunes se enumeran a continuación. Los parámetros en negrita pueden utilizarse como parámetros útiles in situ para supervisar la seguridad del agua.

Aspecto y color

La apariencia y el sabor del agua potable deben ser aceptables para el consumidor. El agua no debe presentar ningún olor perceptible. El agua potable idealmente no debe tener color visible.

pH

Para una desinfección eficaz con cloro, el pH debe ser inferior a 8. El pH óptimo depende del agua y los materiales utilizados en el sistema de distribución de agua potable, pero el rango por lo general es de 6,5 a 8 y puede extenderse a 9,5. El pH es un parámetro importante para comprobar la eficacia del tratamiento del agua y del potencial corrosivo de las tuberías del sistema de distribución.

Temperatura

La temperatura del agua debe estar siempre por debajo de 25 °C o por encima de 50 °C En el rango de temperatura de 25 °C - 50 °C existe un alto riesgo de proliferación de bacterias, especialmente de Legionella spp., y debe realizarse un análisis de agua.

Conductividad

La conductividad eléctrica no se menciona en la Guía. Es un parámetro operativo importante para evaluar la eficacia de la remineralización del agua desalinizada. Los valores normales (en µS/cm) para el agua desalinizada son muy bajos, mientras que el agua tratada de manera satisfactoria debe tener unos valores más altos. Una contaminación del destilado o filtrado de agua del mar se puede detectar fácilmente debido a la alta conductividad del agua de mar (por ejemplo, 50 000 µS/cm).

Cloro

El cloro libre y cloro total residual deben medirse cuando el tratamiento de desinfección se esté realizando o ya se haya realizado. Para una desinfección eficaz la concentración de cloro libre debe estar entre 0,5 y 1,0 mg Cl/litro en el punto de consumo. Deben considerarse las diferentes normas nacionales de los niveles de cloración. Por ejemplo, de acuerdo con el US Vessel Sanitation Program, un nivel de cloro libre de 0,2 mg/litro es el valor mínimo aceptable, mientras que en las normativas de agua potable de Europa el valor máximo permitido para que el agua esté en condiciones de consumo es de 0,6 mg / litro.

Plomo
La concentración de plomo no debe exceder de los 10 µg/litro. Particularmente, en los sistemas de aguas ácidas o agresivas, el uso de tuberías y accesorios o soldaduras de plomo puede producir niveles elevados de plomo en el agua potable que causan efectos neurológicos adversos. Siempre que sea posible, las tuberías de plomo deben reemplazarse.

Cadmio
La concentración de cadmio no debe exceder de 3 µg/litro.

Hierro
El hierro no debe superar los 200 µg/litro. Niveles superiores a 300 µg/litro manchan la ropa lavada y los accesorios de fontanería. Por lo general no hay sabor perceptible en las concentraciones de hierro por debajo de 300 µg/litro, a pesar de la turbidez y el color que puedan aparecer.

Cobre
El cobre no debe superar una concentración de 2000 µg/litro. El cobre puede manchar la ropa lavada en concentraciones superiores a 1000 µg/litro y puede cambiar el color del agua (tono anaranjado) y darle un sabor amargo en niveles superiores a 5000 µg/litro. Una causa habitual de altas concentraciones de cobre es el proceso corrosivo de las tuberías.

Níquel
La contaminación por níquel puede surgir debido a la lixiviación del níquel de los grifos nuevos de níquel/cromados. También pueden aparecer bajas concentraciones de níquel como resultado del uso de tuberías y accesorios de acero inoxidable. La lixiviación de níquel se reduce con el tiempo. El aumento de pH para controlar la corrosión de otros materiales también debe reducir la lixiviación de níquel. Las concentraciones de níquel no deben superar los 20 µg/litro.

Zinc
El principal problema de la corrosión con el latón es la "descincificación", que es la disolución selectiva del zinc a partir del latón de forja, dejando tras de sí el cobre como una masa porosa de baja resistencia mecánica. El zinc (como sulfato de zinc) produce un sabor astringente indeseable en las aguas en una concentración de unos 4000 µg/litro. El agua que contiene zinc a concentraciones superiores a 3000-5000 µg/litro puede tener una apariencia opalescente y desarrollar una película de grasa en la ebullición. La Guía no define un valor de referencia para la salud, pero las concentraciones superiores a 3000 µg/litro pueden no ser aceptables para los consumidores.

Dureza
La dureza, medida en concentración de carbonato de calcio ($CaCO_3$), debe estar entre 100 mg/litro (1 mmol/l) y 200 mg/litro (2 mmol/l) para evitar la corrosión y la desincrustación, respectivamente.

Turbidez
La turbidez media idealmente debería ser inferior a 0,1 NTU (unidades nefelométricas de turbidez) para una desinfección eficaz. Los valores normales para el agua potable se encuentran entre 0,05 y 0,5 NTU. La apariencia del agua con una turbidez inferior a 5 NTU es generalmente aceptable para los consumidores. Una turbidez alta puede provocar el desprendimiento del material depositado en la superficie de las tuberías dentro del sistema de distribución del agua

Microorganismos

Coliformes totales
Las bacterias coliformes totales incluyen organismos que pueden sobrevivir y proliferar en el agua. Por lo tanto, no son útiles como indicador de patógenos fecales, pero pueden utilizarse como indicador de la eficacia del tratamiento y para evaluar la limpieza e integridad de los sistemas de distribución y la posible presencia de biopelículas. El valor guía es de cero (0) coliformes/100 ml de agua.

Escherichia coli

E.coli es un tipo de coliforme y se considera el índice más fiable de contaminación fecal para el monitoreo, incluida la vigilancia, de la calidad del agua potable. El valor guía es de cero (0) E. coli /100 ml de agua.

Enterococos intestinales

El grupo de los enterococos intestinales puede utilizarse como un indicador de contaminación fecal. La mayoría de las especies no se multiplican en medios acuáticos. Las ventajas importantes de este grupo son que tienden a sobrevivir más tiempo en ambientes acuáticos que Escherichia coli (o que los coliformes termotolerantes), y son más resistentes a la desecación y a la cloración. El valor guía es de cero (0)/100 ml de agua.

Clostridium perfringens

La mayoría de estas bacterias son de origen fecal y producen esporas que son excepcionalmente resistentes a condiciones adversas en medios acuáticos, incluyendo la irradiación UV, temperatura y pH extremos y procesos de desinfección, tales como la cloración. Al igual que E. coli, C. perfringens no se multiplica en ambientes acuáticos y es un indicador altamente específico de contaminación fecal. C. perfringens no debe estar presente en muestras de agua potable.

Recuento heterotrófico en placa

El recuento heterotrófico en placa (HPC) detecta un amplio espectro de microorganismos heterótrofos que incluyen bacterias y hongos. Esta prueba se basa en la capacidad de los microorganismos para crecer en medios de cultivo ricos, sin agentes inhibidores o selectivos, en un periodo de incubación indicado y a una temperatura definida (por lo general entre 22 °C y 36 °C).

El HPC es un parámetro útil para la gestión operativa del sistema de agua potable del barco y la eficacia del tratamiento del agua. Para comparar los resultados del HPC es crucial tomar más de una muestra en el sistema. Como mínimo debe tomarse una muestra del depósito (usando un grifo para la toma de muestras instalado) y debe tomarse otra muestra en el grifo más lejano (generalmente en la cubierta del puente de mando). La comparación de ambas muestras (o más) facilita la interpretación de procesos biológicos dentro del sistema de distribución y da información acerca de la eficacia del tratamiento. Para poder estudiar la proliferación microbiana en un sistema particular, es necesario tomar las muestras cada vez en los mismos puntos de muestreo. No hay valores guía existentes, pero los resultados concretos de HPC son menos importantes que sus variaciones en lugares determinados. En los sistemas de distribución, un aumento del HPC puede indicar un deterioro de la limpieza, posiblemente la existencia de agua estancada, y el posible desarrollo de biopelículas.

Pseudomonas aeuroginosa

Pseudomonas aeruginosa es un microorganismo común en el medio ambiente y puede encontrarse en las heces, suelo, agua y aguas residuales. Se puede multiplicar en medios acuáticos y también en la superficie de determinados materiales orgánicos en contacto con el agua. Pseudomonas aeruginosa es una causa conocida de infecciones contraídas en hospitales con potenciales complicaciones graves. Se ha aislado en una serie de ambientes húmedos, tales como fregaderos, baños, sistemas de agua caliente, duchas y espás. La principal vía de infección es la exposición de los tejidos sensibles, como heridas y membranas mucosas, a agua contaminada o contaminación de material quirúrgico. Por lo tanto, deben analizarse al menos muestras de agua tomadas en enfermerías u hospitales donde con frecuencia el estancamiento de agua supone un riesgo adicional para la salud.

Legionella

Las bacterias del género Legionella son la causa de la legionelosis, incluida la enfermedad del legionario. Son ubicuas en el medio ambiente y pueden proliferar a las temperaturas que se dan en los sistemas de distribución por tuberías. La vía de infección es por inhalación de gotículas o aerosoles; sin embargo, la exposición derivada de los sistemas de distribución de agua se puede prevenir mediante la aplicación de medidas básicas de gestión de la calidad del agua, incluido el mantenimiento de la temperatura del agua fuera del rango de 25 a 50 °C en el que prolifera Legionella, y el mantenimiento de residuos desinfectantes en todo el sistema de distribución. Cada vez que se hayan medido temperaturas en el rango crítico de 25 a 50 °C, se debe realizar una prueba de Legionella para evaluar el riesgo para la salud de los consumidores a bordo.

Procedimiento de muestreo

Es necesario tomar muestras de agua siempre que existan pruebas de problemas técnicos u operativos o cuando la legislación nacional requiera el análisis del agua.

Las muestras de agua deben ser tomadas por personal cualificado y sin influir en los resultados del examen (p. ej., no contaminar la muestra). Las muestras deben tomarse en recipientes especiales de muestreo y siguiendo los procedimientos especiales definidos en la norma ISO 19458.

Es necesario realizar análisis de las muestras utilizando métodos adecuados por laboratorios acreditados. Un nivel de calidad de laboratorio internacionalmente aceptado está definido en la norma ISO 17025. Este documento proporciona ejemplos de los parámetros que son útiles en algunas circunstancias.

A continuación se presenta un ejemplo de un plan de muestreo microbiológico razonable. Debe tenerse en cuenta que la cantidad de muestras dependerá del tamaño de la instalación de agua.

- Muestra A: Una de las muestras debe tomarse del tanque de agua potable. Esta muestra representa la calidad del agua al inicio del sistema de agua potable del buque. El muestreo debe realizarse como está descrito en la norma ISO 19458 ("propósito a"). Para poder tomar esta muestra apropiadamente, debería indicarse a los operadores de los buques que instalen grifos para la toma de muestras en el tanque del agua.
- Muestra B: La siguiente muestra debe tomarse del grifo más apartado del tanque de agua potable. Representa la influencia del sistema de distribución. El muestreo debe realizarse como está descrito en la norma ISO 19458 ("propósito b").
- Muestra C: Si hay indicios de estancamiento o de otras formas de contaminación en las áreas médicas debe tomarse una muestra adicional de acuerdo la norma ISO 19458 ("propósito c"). Esta muestra representa la calidad del agua para el consumidor porque los grifos para la toma de muestras no se desinfectan antes del muestreo. En este punto de muestreo, una prueba para Pseudomonas aeruginosa sería razonable.
- Muestra D: Cada vez que la temperatura del agua fría sea superior a 25 °C o la temperatura del agua caliente esté por debajo de 50 °C, es recomendable un análisis adicional de Legionella. Deberán tomarse por lo menos una muestra de agua fría y otra de agua caliente. Para obtener más información puede ser útil examinar más puntos de muestreo (p. ej., en la caldera).

Revisión de la documentación

- Planos de la construcción del sistema de agua potable.
- Informes de análisis del agua potable.

- El diario médico de a bordo o el libro de registro de casos de infecciones gastrointestinales, o ambos.
- Plan de seguridad del agua.
- Instrucciones de mantenimiento de los dispositivos de tratamiento.

Referencias

Convenios internacionales

OIT Convenio (núm. 133) sobre el alojamiento de la tripulación (disposiciones complementarias), 1970

Publicaciones científicas

Castellani PM et al. (1999). Legionnaires' disease on a cruise ship linked to the water supply system: clinical and public health implications. Clinical Infectious Diseases, 28:33–38.

Cayla JA et al. (2001). A small outbreak of Legionnaires' disease in a cargo ship under repair. European Respiratory Journal, 17:1322–1327.

Daniels NA et al. (2000). Traveler's diarrhea at sea: three outbreaks of waterborne enterotoxigenic Escherichia coli on cruise ships. Journal of Infectious Diseases, 181:1491–1495.

Goutziana G et al. (2008). Legionella species colonization of water distribution systems, pools and air conditioning systems in cruise ships and ferries. BMC Public Health, 8:390.

Joseph CA, Yadav R, Ricketts KD (2009). Travel-associated Legionnaires disease in Europe in 2007. Eurosurveillance, 14(18):pii:19196.

Merson MH et al. (1975). Shigellosis at sea: an outbreak aboard a passenger cruise ship. American Journal of Epidemiology, 101:165–175.

Mintz ED et al. (1998). An outbreak of Brainerd diarrhea among travelers to the Galapagos Islands. Journal of Infectious Diseases, 177:1041–1045.

O'Mahony M et al. (1986). An outbreak of gastroenteritis on a passenger cruise ship. Journal of Hygiene (London), 97:229–236.

Regan CM et al. (2003). Outbreak of Legionnaires' disease on a cruise ship: lessons for international surveillance and control. Communicable Disease and Public Health, 6:152–156.

Rooney RM et al. (2004). A review of outbreaks of waterborne disease associated with ships: evidence for risk management. Public Health Reports, 119:435–442.

Normas y guías

Department of Health and Human Services (USA), Centers for Disease Control and Prevention, National Center for Environmental Health (2005). Vessel sanitation program operations manual. Atlanta, GA, y Ft Lauderdale, FL, Department of Health and Human Services (USA), Centers for Disease Control and Prevention, National Center for Environmental Health.

Department of Health and Human Services (USA), Public Health Service, Centers for Disease Control and Prevention (2005). Vessel sanitation program construction guidelines. Atlanta, GA, Department of Health and Human Services (USA), Public Health Service, Centers for Disease Control and Prevention.

ISO/IEC 17025:2005. Requisitos generales para la competencia de los laboratorios de ensayo y calibración. Ginebra, ISO.

ISO 19458:2006. Calidad del agua. Muestreo para el análisis microbiológico. Ginebra, ISO.

ISO 14726:2008. Embarcaciones y tecnología marina. Colores identificativos para el contenido de sistemas de tuberías. Ginebra, ISO.

ISO 15748-1:2002 e ISO 15748-2:2002. Embarcaciones y tecnología marina. Suministro de agua potable en buques y estructuras marinas. Ginebra, OMS.

ISO 5620-1:1992 e ISO 5620-2:1992. Construcción naval y estructuras marinas. Acoplamientos para conexión de depósitos de agua potable. Ginebra, OMS.

OMS (2006). Guías para la calidad del agua potable, primer apéndice a la tercera edición, Vol. 1, Recomendaciones. Ginebra, OMS.

OMS (2007) La Legionella y la prevención de la legionelosis. Ginebra, OMS.

OMS (2011) Guía de sanidad a bordo, tercera edición. Ginebra, OMS.

Código de áreas	Resultados de la inspección: pruebas encontradas, resultados de las muestras, documentos revisados	Medidas de control / acciones correctivas	Requerida	Recomendada
		9.1 Documentos		
9.1.1 o	No hay disponible ningún informe de análisis de la calidad del agua, el último análisis muestra contaminación o no han sido analizados todos los parámetros requeridos.	Tomar muestras para evaluar el estado actual del agua potable. Consultar la tabla 2-2 de la Guía de sanidad a bordo de la OMS: Ejemplos de parámetros frecuentemente analizados en el agua potable y valores normales.	o	
9.1.2 o	El registro médico hace sospechar de enfermedad transmitida por el agua (p. ej., diarrea).	Tomar muestras para evaluar el estado actual del agua potable.	o	
9.1.3 o	No hay un plan de seguridad del agua, este no es adecuado o no existen otras políticas para garantizar la seguridad del agua potable a bordo.	Elaborar un plan de seguridad del agua que incluya todos los procedimientos críticos que influyen en la calidad del agua potable (p. ej., procedimientos de aprovisionamiento, sistema de agua del buque).	o	
		Tomar muestras para evaluar el estado actual del agua potable.	o	
		9.2 Manejo		
9.2.1 o	El personal no está formado en el manejo seguro del sistema de agua potable o no tiene conocimientos sobre los riesgos de los distintos componentes de dicho sistema.	Proporcionar formación al personal responsable del mantenimiento del sistema de agua potable.		o
9.2.2 o	No se realizan controles de rutina para evaluar el funcionamiento adecuado del sistema de agua potable.	Revisar los dispositivos del sistema antirretorno.	o	
		9.3 Construcción general a bordo		
9.3.1 o	Los lavabos, duchas y grifos que requieren agua para el consumo humano están conectados al sistema de «agua dulce» en lugar de al de agua potable. Se suministra agua no potable a los consumidores en fuentes distintas de los sumideros de decantación	Si se usan varios sistemas de agua, solo está permitido distribuir agua dulce a los sumideros de decantación, servicio de lavandería y retretes. Si se usan grifos de agua no potable para el lavado y la limpieza de la cubierta, deben estar debidamente señalizados y protegidos contra usos accidentales.	o	
		Conectar todos los grifos, duchas y lavabos que puedan proveer agua para el consumo humano exclusivamente a un suministro de agua potable.	o	
9.3.2 o	Los materiales y componentes a presión utilizados no son resistentes al calor.	Utilizar solo materiales que resistan a 90 °C (grifos, 70 °C) para poder llevar a cabo la desinfección térmica.	o	
9.3.3 o	Los materiales utilizados no son adecuados para usar en sistemas de agua potable. Los metales y los plásticos no están aprobados para su uso en sistemas de agua potable o pueden afectar la calidad del agua.	Utilizar solo materiales que no contaminen el agua potable con productos corrosivos u otras sustancias que dañen la calidad del agua. Los plásticos y los metales en contacto con el agua potable deben estar aprobados por las autoridades nacionales para este fin.	o	

Código de áreas	Resultados de la inspección: pruebas encontradas, resultados de las muestras, documentos revisados	Medidas de control / acciones correctivas	Requerida	Recomendada
		9.4 Barcos y barcazas cisterna		
9.4.1 o	El barco no está debidamente equipado con tanques de agua potable independientes, mangueras de agua y accesorios adecuados, o bombas y sistemas de tuberías independientes para proporcionarle exclusivamente agua potable. Las condiciones sanitarias del barco cisterna o del equipo son precarias	Instalar tanques de agua potable independientes de acuerdo con las normas técnicas aprobadas.		o
		Equipar el barco o la barcaza con mangueras de agua potable limpias y adecuadas que sean de color azul y estén rotuladas con las palabras "Agua potable". Los materiales utilizados deben cumplir los requisitos de las autoridades nacionales de salud.	o	
		Limpiar y desinfectar las mangueras, accesorios y equipos de agua potable existentes.	o	
		Guardar todos los equipos necesarios en un armario cerrado, limpio y con autodrenaje, que esté rotulado con las palabras "Manguera/equipo de agua potable".	o	
		Limpiar y desinfectar todo el sistema de almacenamiento y distribución que se utilice para aprovisionar agua potable a otros buques.	o	
		Eliminar cualquier conexión cruzada con tuberías de agua no potable o sus componentes.	o	
9.4.2 o	No hay instalaciones para la desinfección, y tampoco hay forma de desinfectar los tanques de agua potable de forma manual.	Equipar el barco o barcaza con dispositivos de desinfección adecuados capaces de llevar agua potable clorada al consumidor.	o	
9.4.3 o	Falta de conocimientos sobre buenas prácticas de higiene.	Capacitar al personal y desarrollar un plan de seguridad del agua para conocer los riesgos particulares del sistema.		o
9.4.4 o	No hay informes de calidad del agua o el informe tiene más de 3 meses (dependiendo de las normativas nacionales).	Ordenar a personal de laboratorio profesional o a la autoridad sanitaria competente tomar y analizar muestras de agua.	o	
9.4.5 o	La instalación del equipo y el sistema de agua potable no está aprobada por la autoridad sanitaria competente.	Pedir a la autoridad sanitaria competente una auditoría para obtener la aprobación de la instalación de agua potable a bordo.		o
		9.5 Procedimiento de aprovisionamiento		
9.5.1 o	El agua aprovisionada desde tierra no responde obviamente a las directrices de la Guía para la calidad del agua potable de la OMS.	Desechar el agua contaminada y desinfectar el sistema de agua potable.	o	
		Aprovisionar agua potable mediante una conexión desde tierra que sea potable y segura.	o	
		Verificar si la procedencia del agua potable cumple las Guías para la calidad del agua potable de la OMS antes del aprovisionamiento del agua desde tierra.		o
9.5.2 o	No hay informes de la calidad del agua del puerto disponibles.	Solicitar un informe de la calidad del agua del puerto antes del aprovisionamiento del agua.	o	

Código de áreas	Resultados de la inspección: pruebas encontradas, resultados de las muestras, documentos revisados	Medidas de control / acciones correctivas	Requerida	Recomendada
9.5.3 o	No hay equipo de pruebas disponible a bordo.	Equipar al buque con un equipo básico de pruebas (turbiedad, pH, residuos de desinfección).		o
9.5.4 o	El proveedor de la costa utiliza materiales inapropiados, rotos o sucios (mangueras, accesorios, etc.).	Detener inmediatamente el abastecimiento y desechar el agua almacenada.	o	
		Utilizar para el abastecimiento únicamente materiales propios como mangueras, accesorios, etc. que sean adecuados, estén limpios y bien mantenidos.		o
9.5.5 o	No hay sistemas antirretorno para evitar la contaminación de la conexión a tierra instalados en el buque o las válvulas antirretorno no se mantienen o inspeccionan debidamente.	Instalar válvulas antirretorno a bordo para evitar cualquier reflujo desde el buque a la conexión a tierra.	o	
9.5.6 o	La boca de llenado de agua potable no está construida adecuadamente con el fin de evitar la conexión con mangueras de agua no potable, no está pintada de color azul, no está cerrada herméticamente con una tapa o no está garantizada con llaves de paso a prueba de corrosión.	Instalar una brida de conexión (grandes barcos según la norma ISO 5620; brida con 5 pernos) en la que solo se puedan conectar las mangueras de agua potable con el fin de evitar la conexión accidental a las mangueras de aguas residuales o cualquier otro líquido no potable.	o	
		Instalar una brida de seguridad con una tapa sellada y con llaves de paso a prueba de corrosión para evitar la contaminación y el acceso no autorizado.	o	
9.5.7 o	No existe línea de llenado de agua potable para cada tanque. La línea de llenado está sucia, no está instalada adecuadamente, hay conexiones cruzadas con otros sistemas de agua no potable, pasa a través de cualquier otro líquido no potable o no está etiquetada.	Limpiar y desinfectar la línea de llenado.		o
		Marcar la línea de llenado de color azul y con las palabras "Llenado de agua potable".		o
		La línea de llenado debe comenzar de forma horizontal o idealmente en una posición hacia abajo en cuello de cisne.		o
		Colocar el extremo final de la línea de llenado al menos 45 cm por encima de la cubierta.		o
		Si la línea de llenado de agua potable se utiliza para llenar los tanques de agua no potable, instalar un espaciador de aire antes de instalar estos tanques.	o	
		Retirar las conexiones cruzadas y las tuberías que llevan a través de los tanques cualquier líquido no potable.	o	
9.5.8 o	Las mangueras de llenado no están fabricadas con materiales adecuados, no están etiquetadas, se utilizan con fines distintos del llenado de agua potable, están sucias, no cubiertas o en mal estado o insalubres.	Equipar la estación de aprovisionamiento con mangueras de agua potable adecuadas, marcadas claramente con las palabras "Agua potable". Las mangueras normales contra incendios no son apropiadas.	o	
		Utilizar las mangueras de agua potable exclusivamente para este fin.	o	
		Proporcionar mangueras adecuadas, aprobadas por la administración nacional, de al menos 15 metros de largo y equipadas con accesorios únicos para evitar la conexión con otras mangueras (realizar la conexión con la línea de llenado según ISO 5620)	o	

Código de áreas	Resultados de la inspección: pruebas encontradas, resultados de las muestras, documentos revisados	Medidas de control / acciones correctivas	Requerida	Recomendada
9.5.8 o		Limpiar las mangueras con agua potable, drenarlas y elevar ambos extremos antes de llenarlas con una solución clorada de 100 mg/l, durante una hora. A continuación, vaciar y lavar a fondo antes de su uso o almacenamiento (con los extremos tapados).	o	
		Ordenar una desinfección adecuada (p. ej., cloro) para llevar a cabo la desinfección de las mangueras.	o	
		Si las mangueras se vacían/cierran mediante aire comprimido, disponer una trampa de líquidos, filtro o un dispositivo similar para impedir la contaminación por el sistema de aire comprimido.	o	
		Evitar el arrastre de los extremos por el suelo y la inmersión de los extremos destapados en el agua del puerto. Capacitar al personal en buenas prácticas de higiene.	o	
9.5.9 o	No existen armarios para las mangueras de agua potable, están construidos de forma inadecuada o no están etiquetados, están sucios o en mal estado.	Instalar armarios para las mangueras de agua potable fabricados de material no corrosivo, no tóxico y liso, que puedan cerrarse, con autodrenaje, de fácil limpieza y que estén etiquetados con palabras tales como "Almacenamiento de manguera de agua potable y accesorios"		o
		Instalar los armarios para las mangueras de agua potable al menos 45 cm por encima de la cubierta para evitar la contaminación con líquidos no potables.		o
		Señalizar los armarios para las mangueras de agua potable con las palabras "Armario para las mangueras de agua potable".		o
		Mantener, limpiar y desinfectar los armarios.		o
		Mantener el armario cerrado mientras no esté en uso para evitar cualquier contaminación.	o	
		No está permitido el almacenamiento del equipo y utensilios que no son necesarios para el manejo del agua potable en los armarios de las mangueras de agua potable.	o	
9.5.10 o	Durante el abastecimiento de agua, las mangueras están situadas directamente sobre el suelo o pasan por el agua del puerto.	Las mangueras deben situarse en una posición elevada sobre el suelo y no deben tocar el agua del puerto para prevenir la contaminación cruzada.	o	
		9. 6 Producción de agua		
9.6.1 o	El depósito para la entrada de agua dulce se encuentra en el mismo lado y en la misma sección o a popa de donde se realiza la descarga sanitaria al mar.	Ubicar en lados opuestos la descarga sanitaria al mar y la entrada de agua dulce.		o
		Si se ubican en el mismo lado, la descarga sanitaria debe estar lo más lejos posible por encima de la entrada de agua dulce.		o
		No debe producirse nunca agua potable mientras se descarga el agua sanitaria.	o	

Código de áreas	Resultados de la inspección: pruebas encontradas, resultados de las muestras, documentos revisados	Medidas de control / acciones correctivas	Requerida	Recomendada
9.6.2 o	El agua se ha producido en zonas de riesgo, como puertos, ríos o fondeaderos.	Tomar muestras del depósito y realizar al menos un análisis microbiológico (p. ej., para E. coli, coliformes, enterococos, Clostridium perfringens, HPC) para evaluar el nivel de riesgo.	o	
		Realizar la desinfección de las tuberías y componentes entre el evaporador y el depósito.		o
		Informar al personal responsable sobre la prohibición de producir agua en zonas de riesgo.	o	
9.6.3 o	La temperatura del proceso de evaporación es menor de 80 °C y no hay ningún dispositivo de desinfección instalado para tratar el agua destilada.	Controlar la temperatura.	o	
		Instalar dispositivos de desinfección (p. ej., cloración automática) detrás del evaporador y controlar la temperatura.	o	
9.6.4 o	El evaporador no tiene apertura y no puede mantenerse o inspeccionarse.	Equipar el buque solo con componentes que puedan mantenerse e inspeccionarse.		o
9.6.5 o	No hay información sobre el evaporador; no están disponibles los datos de contacto de los fabricantes ni las instrucciones de mantenimiento.	Obtener y fijar cerca del evaporador las instrucciones más importantes, incluidas las especificaciones técnicas.	o	
9.6.6 o	El sensor de salinidad no funciona o no se ha instalado. La descarga automática a residuos si el destilado es salado no funciona o no se ha instalado.	Reparar o instalar sensores de bajo rango de salinidad con función de alarma y un dispositivo de interrupción o descarga automática.		o
9.6.7 o	No hay grifo para la toma de muestras en la salida del destilado.	Instalar grifos de metal resistentes al calor para facilitar la toma de muestras del destilado.		o
9.6.8 o	Ósmosis inversa: el personal carece de conocimientos sobre los riesgos para la salud en caso de rotura de la membrana y sobre el mantenimiento del dispositivo.	Capacitar a todo el personal responsable del sistema de agua potable.		o
		9. 7 Componentes de tratamiento		
9.7.1 o	Las tuberías instaladas permiten desviar los componentes del tratamiento (p. ej., dispositivos de desinfección, filtros, sistemas de reendurecimiento).	Eliminar todos los desvíos.	o	
9.7.2 o	No existe un proceso de remineralización tras los dispositivos de ósmosis inversa o los dispositivos de evaporación, o no funciona el proceso. Insuficiente tratamiento del agua destilada que se utiliza para consumo.	Instalar dispositivos de remineralización para controlar la acción corrosiva del agua.		o
		Informar a los consumidores sobre la calidad del agua (p. ej., dureza, pH)		o
9.7.3 o	Los dispositivos de remineralización no se limpian, no se mantienen o no se rellenan con regularidad. Los procedimientos de mantenimiento se desconocen.	Capacitar al personal en el mantenimiento de los dispositivos de remineralización.		o
		Vaciar, limpiar, desinfectar y rellenar el dispositivo de remineralización de acuerdo con las instrucciones del fabricante.		o
		Etiquetar el dispositivo con información del fabricante y las especificaciones técnicas.	o	

Código de áreas	Resultados de la inspección: pruebas encontradas, resultados de las muestras, documentos revisados	Medidas de control / acciones correctivas	Requerida	Recomendada
9.7.4 o	Los filtros están sucios o se desconocen los procedimientos para su mantenimiento.	Lavar a contracorriente o reemplazar los filtros, según las instrucciones del fabricante.		o
		9. 8 Desinfección		
9.8.1 o	No hay ningún dispositivo instalado para la desinfección del agua tras la desalinización.	Instalar dispositivos automáticos de desinfección (preferentemente sistemas de cloración) a continuación de los dispositivos de desalinización del agua marina (evaporador o dispositivos de ósmosis inversa) según las normas técnicas aprobadas. El agua debe permanecer un tiempo mínimo de 30 minutos en el tanque para una adecuada desinfección.	o	
9.8.2 o	La desinfección del agua de aprovisionamiento no es posible. No existen sistemas para la desinfección durante el procedimiento de aprovisionamiento.	Instalar dispositivos automáticos de desinfección (preferentemente cloración en la línea de abastecimiento) para tratar el agua de aprovisionamiento según las normas técnicas aprobadas	o	
9.8.3 o	La cloración manual se lleva a cabo sin un conocimiento adecuado.	Instalar un dispositivo de cloración automática.		o
		Solicitar a una empresa autorizada la cloración del agua. Respetar las guías técnicas de la autoridad sanitaria nacional.	o	
9.8.4 o	Se dispone de un sistema de halogenación, pero no existe un registro continuo de la concentración del halógeno.	Registrar los niveles residuales de desinfectante en el punto más distal del sistema de canalización (p. ej., en el puente de mando).	o	
		Comprobar la concentración de cloro (libre y total) y el pH del agua antes y después de cada aprovisionamiento de agua, y a intervalos regulares durante el funcionamiento habitual.		o
9.8.5 o	Durante la cloración no hay cloro residual en el sistema.	El nivel de cloro libre debe estar entre 0,5 y 1 mg/l durante la desinfección (respetando los rangos nacionales) y en el punto de consumo el mínimo debe ser de 0,2 mg/l.		o
9.8.6 o	No existe un grifo para la toma de muestras tras la unidad de desinfección del agua.	Instalar un grifo para la toma de muestras a tres metros tras el sistema de desinfección.		o
9.8.7 o	La cantidad de desinfectante químico almacenado es insuficiente para tratar todo el volumen de agua durante el trayecto del viaje.	Aprovisionar suficiente cantidad de desinfectante químico para llevar a cabo la desinfección continua del agua.	o	
9.8.8 o	No se dispone de equipos de análisis de cloro y pH.	Equipar el buque con estuches para análisis del cloro libre y total (rango de 0 a 5 mg/l) y el pH (rango de 6 a 10).		o
9.8.9 o	El sistema de agua potable necesita una hipercloración debido a la contaminación o las reparaciones/ mantenimiento realizados en el sistema.	Llevar a cabo una hipercloración profesional con 50 mg /l durante 24 horas. El agua no es apta para el consumo durante el procedimiento.	o	
9.8.10 o	No se realiza un buen mantenimiento del sistema UV. Falta de conocimiento del manejo y mantenimiento. Existen desvíos dentro del sistema de canalización. Sistema no autorizado por la autoridad nacional. No hay piezas de recambio disponibles a bordo.	Limpiar y desinfectar la lámpara UV según las instrucciones del fabricante.	o	
		Tramitar el abastecimiento de piezas de recambio necesarias (p. ej., lámpara UV).		o
		Eliminar cualquier tipo de desvío de canalización alrededor de los dispositivos de desinfección.	o	

Código de áreas	Resultados de la inspección: pruebas encontradas, resultados de las muestras, documentos revisados	Medidas de control / acciones correctivas	Requerida	Recomendada
9.8.10 o		Presentar la homologación del dispositivo en la próxima inspección o instalar un nuevo dispositivo autorizado por la autoridad nacional.	o	
		Etiquetar el dispositivo con información del fabricante y las especificaciones técnicas.	o	
		9. 9 Tanques		
9.9.1 o	Los tanques de agua potable no están identificados o su capacidad no está indicada.	Identificar claramente los tanques de agua (p. ej., con las palabras "Agua potable" en caracteres grandes).	o	
		Indicar la capacidad de los tanques.	o	
9.9.2 o	La ubicación de los tanques no reúne los siguientes requisitos: • Están situados en zonas no expuestas a calor, suciedad, vectores u otro contaminante. • Se encuentran protegidos frente a cualquier tipo de contaminación externa al tanque. • Son independientes del casco del buque o con la base al menos 60 cm por encima de la línea de flotación a plena carga. • Existen 45 cm de distancia entre la ataguía y los tanques no destinados al almacenaje de agua potable y entre los tanques de agua potable y el casco. Si la cubierta forma parte de la pared superior del tanque, ésta no debe tener acceso ni abertura alguna.	Los tanques de agua potable deben estar situados en aquellas partes del barco en las que no exista riesgo de contaminación.	o	
		Adoptar medidas que impidan que el agua se caliente (entre 25 y 50 ºC) para evitar la proliferación bacteriana.	o	
9.9.3 o	Las tuberías de drenaje o aquellas que transportan líquidos no potables (p. ej., aguas residuales o combustible) cruzan el tanque de agua potable.	Retirar las tuberías que cruzan los tanques de agua potable o instalar un conducto adecuado.	o	
9.9.4 o	Las líneas que transportan aguas residuales u otros líquidos contaminados pasan directamente sobre la abertura de mantenimiento de los tanques de agua potable.	Retirar las aberturas de mantenimiento o las tuberías para evitar la contaminación cruzada asociada a fugas de las tuberías.	o	
9.9.5 o	Conexiones cruzadas: tuberías inadecuadas que vierten el agua potable mediante válvulas o accesorios intercambiables a otros sistemas (p. ej., conexión a un sistema contra incendios).	Retirar cualquier conexión cruzada entre los tanques y tuberías de agua potable y no potable.	o	
		Instalar válvulas antirreflujo homologadas donde no sea posible eliminar las conexiones cruzadas.		o

Código de áreas	Resultados de la inspección: pruebas encontradas, resultados de las muestras, documentos revisados	Medidas de control / acciones correctivas	Requerida	Recomendada
9.9.6 o	Los componentes del sistema de aguas residuales, de drenaje del suelo/residuos o las instalaciones de residuos sólidos están instalados directamente sobre los tanques de agua potable o las aberturas de mantenimiento, constituyendo un riesgo de contaminación por vertidos o suciedad. Los aseos o baños se encuentran sobre cualquier área de la cubierta que forma parte de la pared superior de un tanque de agua potable o de lavado.	Eliminar los aseos y las instalaciones de residuos sólidos localizados directamente sobre los tanques de agua potable o las aberturas de mantenimiento		o
9.9.7 o	La capacidad del tanque no asegura un suministro de agua de al menos dos días sin necesidad de aprovisionamiento o de producción de agua.	Instalar tanques de agua potable de un tamaño suficiente.		o
9.9.8 o	Los tanques de agua potable comparten pared con el casco o con otros tanques de agua no potable.	Construir tanques de agua potable que no compartan paredes con el casco u otros tanques de agua no potable. Debe haber una ataguía de al menos 45 cm entre ambas estructuras.		o
		Instalar un sensor de conductividad y un sistema de monitorización que activen una alarma y cierren automáticamente las válvulas en caso de entrada de agua salada u otros líquidos de alta conductividad.	o	
9.9.9 o	Los tanques no tienen una abertura de mantenimiento para inspección.	Instalar una abertura de mantenimiento para la limpieza, reparación e inspección, preferiblemente en el lateral de los tanques.	o	
		Las aberturas de mantenimiento situadas en la parte superior de los tanques deben contar con una brazola o reborde elevado al menos 1,45 cm.		o
		Todos los accesos a los tanques de agua potable deben estar bien cerrados.	o	
9.9.10 o	La estructura o el revestimiento de los tanques de agua potable no los hacen aptos para el contacto con el agua potable. El revestimiento de los tanques hace que el agua no sea apta para consumo humano.	Almacenar el agua potable exclusivamente en tanques construidos para tal fin y protegidos frente a cualquier tipo de contaminación externa o interna (por ejemplo, procedente del revestimiento inadecuado o deficiente del tanque o por corrosión).		o
		Usar tanques de agua potable de metal u otro material apto para el contacto con el agua.	o	
		Usar tanques de agua potable y tuberías fabricados y revestidos con materiales seguros y resistentes.		o
		Suministrar información escrita sobre la idoneidad del revestimiento del tanque para el contacto con el agua potable, así como sobre el respeto de las recomendaciones del fabricante, o tomar muestras para análisis químico (o ambos).		o

Código de áreas	Resultados de la inspección: pruebas encontradas, resultados de las muestras, documentos revisados	Medidas de control / acciones correctivas	Requerida	Recomendada
9.9.11 o	El conducto de ventilación o el desagüe del tanque (o ambos) están conectados a tanques de agua no potable, no protegidos de la entrada de contaminantes o vectores, o no existen.	El extremo abierto de los conductos de ventilación y de desagüe debe apuntar hacia abajo bien dentro del depósito sobre el nivel de sentina o 45 cm sobre una cubierta exterior en un lugar resguardado.	o	
		Cubrir con una malla resistente a la corrosión de 16x16 o más fina los conductos de ventilación y las tuberías de desagüe.	o	
		El conducto de ventilación y las tuberías de desagüe deben ser al menos del mismo diámetro que la tubería de llenado.		o
		Retirar cualquier conexión directa entre los conductos de los tanques de agua potable y los tanques de otros líquidos no potables.	o	
9.9.12 o	El tanque no se drena completamente o el diámetro de drenaje, su ubicación o estructura resultan insuficientes.	Instalar drenajes suficientes para drenar completamente el tanque.		o
		La distancia entre el extremo de la tubería de drenaje y el punto más alto de la sentina ha de ser superior a 45 cm.	o	
9.9.13 o	Los indicadores de nivel del tanque suponen un riesgo de contaminación.	No utilizar varillas o sondas para medir el nivel del tanque.	o	
		Equipar los tanques con indicadores de nivel tales como ventanas indicadoras, llaves de purga, indicadores de flotación o de presión.		o
9.9.14 o	No existen grifos para la toma de muestras en los tanques.	Instalar grifos para la toma de muestras resistentes al calor en cada tanque para analizar la calidad del agua. Dichos grifos deben estar identificados, numerados y apuntando hacia abajo.	o	
9.9.15 o	No se limpian los tanques con regularidad o se encuentran sedimentos en el fondo de estos.	Inspeccionar, limpiar, aclarar y desinfectar el tanque cada 6 meses. Registrar estas medidas en el diario de a bordo.	o	
9.9.16 o	Tras acceder al tanque para reparación o mantenimiento, no se llevan a cabo medidas de limpieza.	Desinfectar tras las tareas de reparación.	o	
		Acceder a los tanques exclusivamente con monos de un solo uso, botas de goma limpias (destinadas solo a ese uso), mascarilla y guantes de goma, para reducir el riesgo de contaminación.		o
9.10 Bombas de agua potable				
9.10.1 o	Las bombas de agua potable se utilizan para líquidos distintos del agua potable. Las bombas no son capaces de establecer una presión positiva continua en el sistema. No hay bomba de repuesto disponible en caso de emergencia.	No utilizar las bombas de agua potable para cualquier otro líquido distinto al agua potable.	o	
		Instalar bombas de agua potable que estén autorizadas para ese fin.	o	
		Si no hay una presión permanente en el sistema de distribución, debe instalarse un tanque de agua potable a presión.	o	
		Dotar al sistema de una bomba de emergencia que permita siempre el acceso a agua potable.		o

Código de áreas	Resultados de la inspección: pruebas encontradas, resultados de las muestras, documentos revisados	Medidas de control / acciones correctivas	Requerida	Recomendada
9.10.2 o	Las bombas de mano no están instaladas de manera que se evite la contaminación del agua potable.	Instalar bombas de agua de mano de manera que eviten la contaminación.		o
		9.11 Tanque de agua potable a presión		
9.11.1 o	El tanque de agua potable a presión (tanque hidróforo) está conectado con el sistema de agua no potable mediante una línea de aire comprimido sin utilizar un dispositivo de seguridad adecuado.	Instalar un compresor independiente.		o
		Instalar en la línea de suministro una válvula de presión con trampa de líquidos de tamaño adecuado.	o	
9.11.2 o	No se dispone de las instrucciones de mantenimiento del fabricante o no se han respetado.	Etiquetar el tanque con las especificaciones técnicas e información del fabricante.	o	
		Realizar el mantenimiento periódico (p. ej., limpieza y desinfección) según las instrucciones del fabricante.	o	
9.11.3 o	No hay un grifo para la toma de muestras instalado en el tanque de agua a presión.	Instalar un grifo de muestreo adecuado en el tanque de agua a presión para la toma de muestras de agua para análisis.		o
		9.12 Acumulador/caldera y circuito de agua caliente		
9.12.1 o	El tamaño de la caldera es inapropiado (basado en el cálculo de consumo de agua caliente).	Instalar una caldera de mayor capacidad para abastecer a todas las personas a bordo.		o
		Instalar una caldera de menor capacidad o instalar un suministro descentralizado de agua caliente (apropiados para barcos más pequeños) para evitar complicaciones innecesarias.		o
9.12.2 o	El material de la caldera o de la tubería de agua caliente no es adecuado y hace que el agua no sea apta para el consumo humano (p. ej., debido a la corrosión o filtración de sustancias químicas). La caldera no tiene aislamiento térmico.	Instalar materiales que no alteren la calidad del agua.	o	
		Instalar un sistema de aislamiento térmico en la caldera.	o	
9.12.3 o	No existe una abertura para el mantenimiento o se desconoce cómo realizar el mantenimiento.	Practicar una abertura para el mantenimiento, si es posible.		o
		Sustituir la caldera.		o
		Limpiar, descalcificar y desinfectar la caldera.		o
9.12.4 o	Las temperaturas están fuera de rango o faltan termómetros medidores.	La temperatura de salida de la caldera debe establecerse a 65 °C.	o	
		La temperatura en la línea de retorno debe ser superior a 55 °C (solo en sistemas de recirculación del agua).	o	
		Las calderas deben estar equipadas con termómetros que comprueben la temperatura en la salida, la caldera y la línea de retorno.	o	

Código de áreas	Resultados de la inspección: pruebas encontradas, resultados de las muestras, documentos revisados	Medidas de control / acciones correctivas	Requerida	Recomendada
9.12.5 o	Las bombas del circuito de agua caliente no funcionan de forma permanente o no están autorizadas para sistemas de agua potable.	La bomba del circuito de agua caliente debe funcionar de manera continua para evitar el estancamiento y enfriamiento del agua en las tuberías.	o	
		Utilizar únicamente bombas aprobadas para agua potable.	o	
9.12.6 o	Las tuberías del agua caliente y agua fría no están suficientemente alejadas y no tienen aislamiento térmico.	Aislar las tuberías de agua fría y agua caliente para evitar la proliferación de microbios (p. ej., Legionella).		o
		9.13 Sistema de distribución		
9.13.1 o	Las tuberías son de material inadecuado (p. ej., con revestimiento de plomo o cadmio).	Reemplazar las tuberías, accesorios y juntas hechos con revestimiento interior de plomo o cadmio, o de otro material no apto para el contacto con agua potable, por otros adecuados.	o	
9.13.2 o	Las tuberías no están claramente identificadas como tuberías de agua potable (p. ej., no tienen franjas azules cada 5 metros).	Pintar las tuberías de agua potable con el código de color según la norma ISO 14726.	o	
9.13.3 o	Las tuberías presentan tramos ciegos donde el agua queda estancada.	Anular los tramos ciegos, grifos y llaves de agua innecesarios.		o
		Purgar los tramos ciegos periódicamente en función de un calendario de lavado.	o	
9.13.4 o	Las tuberías de agua potable pasan a través o están conectadas a los tanques de aguas negras, tuberías de aguas residuales u otros tanques que contengan líquidos no potables. Las tuberías de agua potable pasan a través de la sentina.	Eliminar las conexiones directas entre el agua potable y los sistemas de agua no potable. Instalar espaciadores de aire o sistemas antirretorno adecuados para evitar la contaminación cruzada.	o	
		Cambiar la instalación de agua potable para evitar el paso a través de líquidos no potables (p. ej., de sentina).		o
9.13.5 o	No hay sistemas antirretorno en zonas donde el sistema de agua potable está conectado a los sistemas de agua no potable a presión. Las conexiones importantes que se deben comprobar son: • líneas de suministro a las piscinas, bañeras de hidromasaje, jacuzzi, bañeras, duchas e instalaciones similares; • máquinas del laboratorio fotográfico; • duchas de aclarado en peluquería y salón de belleza; • trituradores de basura; • hospital y equipo de lavandería; • tanques de expansión del aire acondicionado; • tanques de alimentación de calderas; • sistemas contra incendios;	Instalar sistemas antirretorno adecuados. Elegir el tipo de sistema antirretorno más adecuado en función del riesgo (p. ej., espaciadores de aire, igualador de presión).	o	

Código de áreas	Resultados de la inspección: pruebas encontradas, resultados de las muestras, documentos revisados	Medidas de control / acciones correctivas	Requerida	Recomendada
9.13.5 o	• aseos y bidés; • sistemas de agua dulce o agua salada de lastre; • sentina u otros lugares de aguas residuales; • boca de aprovisionamiento.		o	
9.13.6 o	Los sistemas antirretorno no se mantienen adecuadamente, no se realizan inspecciones o análisis, o no se documentan.	Llevar a cabo como mínimo una prueba anual de los dispositivos de prevención antirretorno instalados. Tener a disposición del inspector del buque los registros de las pruebas.	o	
9.13.7 o	Los materiales utilizados en los sistemas de canalización no resisten temperaturas de hasta 90 °C.	Usar únicamente materiales resistentes a una temperatura de hasta 90 °C para poder realizar la desinfección térmica.		o
		9.14 Grifos, llaves y duchas		
9.14.1 o	Los filtros del grifo u otros tipos de filtros terminales utilizados para mejorar la calidad del agua no se sustituyen o no se mantienen con regularidad.	No utilizar filtros terminales de manera habitual sin mantenimiento y renovación.		o
		Es necesario que los dispositivos de filtros usados cumplan los criterios de la autoridad sanitaria nacional o local.		o
9.14.2 o	Las tomas de agua no están señalizadas.	Señalizar las tomas de agua potable con las palabras "Agua potable".	o	
		Señalizar las tomas de agua no potable con las palabras "Agua no potable".	o	
9.14.3 o	La grifería y los accesorios están corroídos o sucios (o ambos).	La grifería y los accesorios deben ser de un material resistente a los efectos corrosivos del agua salada y a la atmósfera salina, con interiores romos para facilitar la limpieza.	o	
9.14.4 o	Las duchas o aireadores (o ambos) están sucios o en mal estado.	Limpiar y desinfectar los aireadores y duchas.	o	
		Renovar los aireadores y duchas en mal estado.		o
9.14.5 o	La temperatura del agua caliente en cualquier grifo es inferior a 50 °C.	Aumentar la temperatura del agua caliente en la caldera para evitar la proliferación de Legionella.	o	
		Realizar una limpieza profunda (hacer funcionar todos los grifos y duchas de forma consecutiva a una temperatura de 70 °C durante más de 3 minutos).		o
		Analizar el agua para evaluar el riesgo de contaminación por Legionella.	o	

Código de áreas	Resultados de la inspección: pruebas encontradas, resultados de las muestras, documentos revisados	Medidas de control / acciones correctivas	Requerida	Recomendada
9.14.6 o	La temperatura del agua fría en cualquier grifo es superior a 25 °C.	Aislar el sistema de agua fría y evitar cualquier exposición a un calor excesivo u otros componentes de agua potable.		o
		Analizar el agua para evaluar el riesgo de contaminación por Legionella.	o	
9.15 Instalaciones de lavado de manos				
9.15.1 o	El lavabo u otros lugares donde se ofrece agua para el consumo humano no están provistos de agua potable.	Suministrar agua potable a todos los lavabos, bañeras, duchas y demás lugares donde el agua se utiliza para el consumo humano.	o	
9.16 Fuentes de agua potable				
9.16.1 o	Los caños de agua no están acodados o no están protegidos por una cubierta.	Proteger el orificio mediante tapa/cubierta.		o
	El flujo es insuficiente para evitar el contacto directo de la fuente con la boca.	Aumentar el flujo para evitar el contacto directo con la boca.		o
	El usuario no puede controlar el flujo de agua corriente.	Limpiar y desinfectar toda la fuente (incluidas las partes internas).	o	
	Existencia de moho o proliferación bacteriana (biocapa).	Desconectar la fuente del sistema de agua potable hasta que se haya limpiado y desinfectado.		o
9.17 Recipientes de agua de servicio				
9.17.1 o	Refrigeradores que permiten el contacto directo entre hielo y agua y refrigeradores de botellas de agua en los que el cuello se inserta hacia abajo en la cámara de refrigeración.	Evitar el uso de estos dispositivos.		o
9.18 Máquinas de hielo				
9.18.1 o	Se utiliza agua no potable para producir cubitos de hielo u otro tipo de hielo para bebida, o las máquinas de hielo están sucias o en malas condiciones de mantenimiento.	No producir hielo para el consumo humano de agua no potable.	o	
		Limpiar y desinfectar la máquina de hielo.	o	
9. 19 Criterios para el análisis del agua (solo algunas de las razones)				
9.19.1 o	El agua se ha producido a partir de agua no apta para el consumo (p. ej., ríos, lagos, fondeaderos).	Realizar un análisis de contaminación microbiológica (especialmente para E. coli, coliformes, enterococos, HPC, Clostridium perfringens).	o	
9.19.2 o	El agua se ha aprovisionado con fuentes no seguras (p. ej., uso de mangueras sucias).	Realizar un análisis de contaminación microbiológica (especialmente para E. coli, coliformes, enterococos, HPC, Clostridium perfringens, Pseudomonas aeruginosa).	o	

Código de áreas	Resultados de la inspección: pruebas encontradas, resultados de las muestras, documentos revisados	Medidas de control / acciones correctivas	Requerida	Recomendada
9.19.3 o	Ausencia de restos de cloro o halogenados en el control analítico.	Realizar un análisis de contaminación microbiológica (especialmente para E. coli, coliformes, enterococos, HPC).	o	
9.19.4 o	La instalación de agua potable no cumple la normativa técnica nacional/internacional.	Tomar muestras para el análisis de la contaminación microbiológica y química basándose en la estratificación del riesgo y las normativas nacionales de salud.	o	
9.19.5 o	La temperatura del agua está fuera de rango (agua fría > 25 °C o agua caliente < 50 °C)	Realizar un análisis de contaminación microbiológica (especialmente para Legionella spp.).	o	
9.19.6 o	Estancamiento del agua o mal mantenimiento de los aireadores de grifo o las duchas (especialmente en las áreas médicas).	Realizar un análisis de contaminación microbiológica (especialmente para Pseudomonas aeruginosa, HPC).	o	
9.19.7 o	Olor y sabor químicos.	Realizar un análisis de contaminación química (p. ej., revestimiento de tanques, combustible)	o	
9.19.8 o	Alteración del color del agua.	Realizar un análisis de contaminación química (p. ej., los procesos corrosivos en las tuberías).	o	

Área 10 Aguas residuales

Introducción

En los buques se pueden acumular grandes cantidades de aguas residuales en función del número de personas a bordo, el tipo de buque y la duración del viaje. Esta agua residual puede clasificarse en aguas grises (agua de lavado, duchas, etc.) y aguas negras. Cuando se habla de aguas residuales, por lo general se trata de aguas negras.

Según la definición aceptada internacionalmente en el Convenio internacional para prevenir la contaminación por los buques, 1973, de la OMI (modificado por el protocolo de 1978) (MARPOL 73/78), las aguas residuales se definen como las aguas de:

- desagües y demás desperdicios de cualquier tipo de inodoros, urinarios y sistemas de descarga de la cisterna del inodoro),
- desagües de los locales sanitarios (por ejemplo, dispensario, enfermería) a través de lavabos, tinas de lavado e imbornales situados en esos lugares,
- desagües de los espacios que contengan animales vivos (por ejemplo, transporte de ganado), y
- otras aguas residuales (por ejemplo, las aguas grises de las duchas) cuando se mezclan con los drenajes definidos anteriormente.

Las aguas residuales son un tipo de desecho y es una de las principales fuentes reales o potenciales de contaminación del agua potable con agentes infecciosos. Las vías de contaminación puede ser también por muchas sustancias químicas, como las altas concentraciones de amonio, nitrato y fósforo, la alta conductividad (por el elevado contenido de sólidos disueltos), y la alta alcalinidad, con un pH que varía habitualmente entre 7 y 8. También es probable que estén presentes trihalometanos como resultado de una desinfección anterior.

Riesgos principales

La gestión y eliminación inseguras de las aguas residuales pueden llevar fácilmente a consecuencias adversas para la salud. Las aguas negras pueden albergar una gran cantidad de diferentes sustancias nocivas, como agentes químicos, farmacológicos y biológicos. Es bien sabido que amebas patógenas, bacterias, virus, gusanos, hongos y parásitos sobreviven en las aguas negras no tratadas. Los principales riesgos son la propagación de enfermedades transmitidas por las aguas residuales contaminadas e insuficientemente tratadas que se han vertido en el agua circundante. La contaminación cruzada del agua potable, los accidentes (p. ej., fugas o derrames) y las infecciones contraídas durante los trabajos de mantenimiento son algunos de los riesgos sanitarios adicionales.

El método más común de tratamiento de las aguas residuales es conducirlas desde los inodoros o retretes a través de un sistema de tuberías hasta un tanque de retención donde se trituran, decantan y descomponen mediante bacterias presentes naturalmente en un proceso aeróbico, y se desinfectan antes de ser vertidas en mar abierto. Es importante tener en cuenta que un uso excesivo de productos de limpieza y desinfectantes en el sistema de aguas residuales puede destruir las bacterias naturalmente presentes en la planta de tratamiento. El proceso aeróbico necesita oxígeno. Por ello, hay aireadores insuflando aire al compartimento biológico. Durante el proceso pueden producirse gases tóxicos.

Normas y recomendaciones internacionales

El Anexo IV: Reglas para prevenir la contaminación por las aguas sucias de los buques del Convenio internacional para prevenir la contaminación por los buques, 1973 (modificado por el protocolo de 1978 [MARPOL 73/78]) de la OMI entró en vigor el 27 de septiembre de 2003 y se revisó el 1 de abril 2004, para entrar en vigor el 1 de agosto de 2005.

Según el Anexo IV del MARPOL 73/78 y la enmienda MEPC.115(51) del Comité de Protección del Medio Marino, desde septiembre de 2008 todos los buques que realicen viajes internacionales y tengan un tamaño superior a 400 toneladas de arqueo bruto, o que estén autorizados para transportar a más de 15 personas, tienen que estar equipados con al menos uno de los siguientes sistemas para aguas residuales:

- tanque de almacenamiento de aguas residuales con capacidad suficiente e indicador de nivel visual;
- sistema de trituración y desinfección de aguas residuales, incluyendo tanque de almacenamiento;
- planta de tratamiento de aguas residuales autorizada de acuerdo con el MEPC.2 (VI), Recomendaciones sobre normas internacionales relativas a efluentes y directrices sobre pruebas de rendimiento de las instalaciones de tratamiento de aguas sucias.

Los buques de pasaje tienen que tratar grandes cantidades de aguas residuales y operan a menudo en zonas protegidas. Por lo tanto, en las plantas de tratamiento de los buques de crucero muy a menudo se utiliza el principio de la filtración por membranas o el de la ósmosis inversa (o ambos).

En MARPOL 73/78 Anexo IV se definen diferentes normas en relación con el manejo de las aguas residuales. El Comité de Protección del Medio Marino (MEPC) de la OMI ha realizado enmiendas adicionales con información más detallada:

- MEPC.2 (VI). Criterios actuales para evaluar las plantas de tratamiento de aguas residuales.
- MEPC.115 (51). Revisión de las reglas del Anexo IV del MARPOL.
- MEPC.157 (55). Normas para el régimen de descarga de aguas residuales sin tratar.
- MEPC.159 (55). Criterios para las plantas de tratamiento de aguas residuales construidas después de enero de 2010.

Revisión de la documentación

- Planos técnicos del sistema de aguas residuales.
- Certificado internacional de la OMI de prevención de la contaminación por aguas residuales (ISPP).
- Manual de Gestión de la Seguridad Internacional (ISM manual: International Safety Management manual).
- Plan de manejo de aguas residuales (si está disponible).
- Instrucciones de mantenimiento de la planta de tratamiento de aguas residuales (si está instalada).

Referencias

Convenios internacionales

OIT (2006) Convenio sobre el trabajo marítimo.

OMI, Convenio internacional para prevenir la contaminación por los buques, 1973 (modificado por el Protocolo de 1978 [MARPOL 73/78]).

Publicaciones científicas

Rooney RM et al. (2004). A review of outbreaks of foodborne disease associated with passenger ships : evidence for risk management. Public Health Reports, 119 :427–434.

Normas y guías

ISO 14726-2:2008. Embarcaciones y tecnología marítima. Colores identificativos para el contenido de sistemas de tuberías — Parte 2: Colores adicionales para distintos medios y/o funciones. Ginebra, ISO, 2009.

OMS (2011). Guía de sanidad a bordo, tercera edición. Ginebra, OMS.

Código de áreas	Resultados de la inspección: pruebas encontradas, resultados de las muestras, documentos revisados	Medidas de control / acciones correctivas	Requerida	Recomendada
10.1 Revisión de la documentación				
10.1.1 o	El certificado ISPP tiene más de 5 años, no existe o no ha sido emitido ni en inglés ni en francés.	Realizar una inspección de renovación en todo el sistema de aguas residuales y emitir un nuevo certificado ISPP. Informar a la autoridad competente (p. ej., la de control de los buques por el Estado rector del puerto).	o	
10.1.2 o	No existen normas apropiadas para que el personal de los buques se familiarice con las operaciones de tratamiento de aguas residuales.	Incorporar las instrucciones para la operación y mantenimiento del sistema de aguas residuales general en el manual ISM.		o
10.1.3 o	No hay planos técnicos disponibles.	Preparar planos técnicos para la siguiente inspección.		o
10.1.4 o	No se dispone de un manual de instrucciones operativas y de mantenimiento.	Proporcionar las instrucciones de mantenimiento para la siguiente inspección.	o	
10.1.5 o	Las aguas residuales no están incluidas en el plan de gestión de residuos o no existe plan de gestión de residuos.	Desarrollar un plan de gestión de residuos, incluidos los procedimientos para el tratamiento de las aguas residuales.		o
10.2 Aguas residuales de cocinas o despensas				
10.2.1 o	El desagüe del fregadero (donde se preparan alimentos o se friega) está directamente conectado al sistema de aguas residuales.	Instalar un sistema de prevención suficiente del reflujo (p. ej., espaciadores de aire).		o
		Colocar rótulos que aconsejen una limpieza estricta del fregadero antes de la preparación de cualquier alimento.		o
10.2.2 o	Las tuberías de desagüe de las máquinas de hielo, lavavajillas o trituradores de desechos de comida están directamente conectadas al sistema de aguas residuales y no cuentan con un sistema adecuado de prevención del reflujo.	Instalar un sistema de prevención suficiente del reflujo (p. ej., espaciadores de aire) en los lavavajillas.		o
		Instalar un sistema de prevención suficiente del reflujo (p. ej., espaciadores de aire) en las máquinas de hielo.		o
		Instalar espaciadores de aire o sistemas mecánicos de prevención del reflujo en los trituradores de basura y en los sistemas de residuos de comida.		o
10.2.3 o	No se han instalado interceptores de grasa entre el sistema de aguas residuales de la cocina y el sistema de aguas residuales general, o los interceptores de grasa están llenos, sucios o adolecen de un mantenimiento insuficiente.	Instalar interceptores de grasa entre el sistema de aguas residuales de la cocina y el sistema de aguas residuales general.		o
		Limpiar regularmente los interceptores de grasa y eliminar la grasa recogida de manera apropiada.		o

Código de áreas	Resultados de la inspección: pruebas encontradas, resultados de las muestras, documentos revisados	Medidas de control / acciones correctivas	Requerida	Recomendada
		10.3 Aguas residuales de las zonas médicas		
10.3.1 o	El plano técnico o la inspección física del sistema de aguas residuales muestra que los líquidos de las áreas médicas (p. ej., desagües, duchas, bañeras, piletas de lavado e inodoros) no drenan al sistema de aguas residuales.	Modificar el sistema de modo que todas las aguas residuales de las áreas médicas vayan a parar al sistema de aguas residuales.	o	
		10.4 Aguas residuales de los baños, instalaciones de lavado de manos e inodoros públicos y comunes		
10.4.1 o	Insuficientes desagües de cubierta conectados al sistema de aguas residuales	Conectar suficientes desagües de cubierta al sistema de aguas residuales		o
10.4.2 o	Pruebas de obstrucción o reflujo de aguas residuales o de baño.	Limpiar y desatascar los desagües y tuberías.		o
		Instalar tuberías del tamaño adecuado.		o
10.4.3 o	El inodoro o el sistema de descarga no funcionan correctamente.	Reparar el inodoro o el sistema de descarga (o ambos).	o	
10.4.4 o	Los planos técnicos del sistema de aguas residuales o su inspección física revelan que los baños/inodoros se encuentran directamente sobre una cubierta que conforma la parte superior de los tanques de agua potable.	Impedir la utilización de dichos baños/inodoros. Desconectar todo el sistema de tuberías (aguas residuales y agua potable) anexo a las tuberías principales para evitar un estancamiento perjudicial.		o
		10.5 Bodegas de carga		
10.5.1 o	Los drenajes de las bodegas de carga o los espacios de carga refrigerada están conectados directamente al sistema de aguas residuales.	Los drenajes se han de conectar a un sistema común de drenaje separado de cualquier sistema de transporte de aguas residuales.		o
		10.6 Excrementos de animales		
10.6.1 o	Tanque de retención o sistema de tratamiento con un sistema de drenaje de tamaño insuficiente.	Instalar sistemas de drenaje adecuados para evitar cualquier encharcamiento o derrame de excrementos animales.		o
		Instalar un tanque de retención con la capacidad adecuada para almacenar las aguas residuales hasta que el buque pueda descargarlas correctamente.		o
		10.7 Sistema de tuberías		
10.7.1 o	El código de colores no aparece en las tuberías (p. ej., de colores negro-azul-negro cada 5 m)	Pintar un color adecuado de codificación en las tuberías al menos cada 5 m (p. ej., negro-azul-negro, según la norma ISO 14726:2008)	o	
10.7.2 o	Mantenimiento inadecuado de las tuberías: obstruidas, de tamaño inadecuado o con fugas.	Limpiar y conservar en buen estado las tuberías.		o
		Reparar de forma inmediata las fugas.	o	
		Instalar tuberías de tamaño adecuado.		o
10.7.3 o	Conexiones cruzadas con otros sistemas que contienen líquidos, o tuberías del sistema de aguas residuales que atraviesan tanques de agua potable o se conectan a tuberías de agua potable.	Eliminar todas las conexiones cruzadas.	o	
		Eliminar todas las tuberías en los tanques que no contengan agua potable.	o	

Código de áreas	Resultados de la inspección: pruebas encontradas, resultados de las muestras, documentos revisados	Medidas de control / acciones correctivas	Requerida	Recomendada
10.7.4 o	Las líneas de drenaje de aguas residuales y aguas grises pasan directamente sobre •cocinas, bufets, bares; •áreas de preparación o de servicio de alimentos; •áreas de lavado de equipos o utensilios de cocina; •áreas de almacenamiento de alimentos.	Las líneas de drenaje no deben pasar sobre áreas críticas. Cambiar la situación de las tuberías.		o
10.8 Tanque de retención de aguas residuales (Requerido en todos los buques de > 400 toneladas de arqueo bruto o ≥ 15 personas a bordo)				
10.8.1 o	No se dispone de tanque de retención de aguas residuales.	Instalar un tanque de retención de aguas residuales de manera aislada (ataguías y brazola) y de tamaño y material suficiente. Equiparlo con un indicador de nivel, de alerta de nivel alto, que sea accesible para la limpieza y disponga de un sistema de desagüe.	o	
10.8.2 o	Identificación y capacidad El tanque no está señalizado o su capacidad: • no está indicada; • es insuficiente; • no se corresponde con el certificado ISPP.	Señalizar el tanque y marcar con las palabras "Tanque de retención de aguas residuales".	o	
		Marcar claramente el tanque con la capacidad correcta del mismo en m^3.	o	
		Instalar un tanque de retención con capacidad suficiente (por lo menos 114 litros por persona y día, o según la recomendación 10/11 de la Comisión de Helsinki [HELCOM]).	o	
		Renovar el certificado ISPP. Informar a la autoridad competente (p. ej., de control de los buques por el Estado rector del puerto).	o	
10.8.3 o	Fuga y desbordamiento El tanque no está aislado (sin ataguía) o comparte una pared con tanques de agua potable.	Instalar el tanque en situación aislada, rodeado de ataguía sin compartir pared con tanques de agua potable.		o
	El tanque no está protegido frente al desbordamiento o fuga por la brazola.	Instalar una brazola alrededor del tanque para evitar el esparcimiento del agua que se derrame.	o	
		Instalar un indicador de nivel fácilmente visible en la parte exterior del tanque.	o	
	El tanque no tiene un indicador de nivel visual o no dispone de una alerta de nivel alto (o ambas cosas).	Instalar una alerta de nivel alto.		o
		Limpiar y desinfectar la zona afectada.	o	
	Pruebas de fuga o desbordamiento (p. ej., el tanque de retención o la zona de alrededor están sucios).	Si la razón para el desbordamiento es la capacidad insuficiente del tanque, instalar uno con capacidad suficiente.		o
		Reparar las fugas.	o	
10.8.4 o	No existe ventilación de los tanques o es inadecuada.	Instalar un respiradero en el tanque.		o
		Dirigir las emisiones hacia el exterior del barco, lejos de cualquier toma de aire.	o	

Código de áreas	Resultados de la inspección: pruebas encontradas, resultados de las muestras, documentos revisados	Medidas de control / acciones correctivas	Requerida	Recomendada
10.9 Planta de trituración y desinfección (si está instalada)				
10.9.1 o	El sistema de trituración y desinfección no está homologado, el certificado ISPP no está disponible, tiene más de 5 años de antigüedad o no muestra los resultados de las pruebas de las muestras tomadas tras la desinfección.	Instalar un sistema de tipo homologado.	o	
		Renovar el certificado ISPP. Informar a la autoridad competente.	o	
		Tomar muestras para evaluar la eficacia de la unidad de desinfección.	o	
10.9.2 o	Identificación y capacidad: La planta no está señalizada. La capacidad del tanque: • no está indicada; • es insuficiente para contener las aguas residuales trituradas y desinfectadas mientras el buque se encuentra a menos de 3 millas náuticas de distancia de tierra, o • no se corresponde con la indicada en el certificado ISPP.	Instalar un tanque de retención adicional para almacenar el efluente triturado y desinfectado de la planta de tratamiento.	o	
		Identificar claramente el tanque con la debida señalización y marcar con las palabras "Planta de trituración y desinfección".	o	
		Marcar claramente el tanque con la capacidad correcta del mismo en m^3.	o	
10.9.3 o	Provisión insuficiente de desinfectante para el funcionamiento del sistema durante el siguiente viaje.	Stocker une quantité suffisante de désinfectant pour faire fonctionner le système pendant au moins deux voyages complets.		o
10.9.4 o	El personal del buque no tiene conocimientos suficientes acerca del manejo y mantenimiento de la planta de triturado y desinfección.	Capacitar al personal técnico para el manejo y mantenimiento del sistema de aguas residuales.		o
		Implementar programas de capacitación del personal para el manejo y mantenimiento del sistema de aguas residuales según el manual ISM.		o
10.10 Planta de tratamiento de aguas residuales (si está instalada)				
10.10.1 o	La planta de tratamiento de aguas residuales no está homologada, el certificado ISPP no está disponible, tiene más de 5 años o no refleja los resultados de las pruebas.	Instalar un sistema de tipo homologado.	o	
		Informar a la autoridad competente para renovar el certificado ISPP.	o	
10.10.2 o	La planta de tratamiento está en condiciones de inoperabilidad o no se utiliza	Poner a funcionar la planta de tratamiento de aguas residuales.	o	
		Todas las aguas residuales deben almacenarse en un tanque de retención adecuado o descargarse en una instalación de recepción portuaria oficial.	o	
		Reparar o realizar el mantenimiento de la planta de tratamiento de aguas residuales antes de comenzar la descarga de aguas tratadas en masas de agua o en mar abierto.	o	

Código de áreas	Resultados de la inspección: pruebas encontradas, resultados de las muestras, documentos revisados	Medidas de control / acciones correctivas	Requerida	Recomendada
10.10.3 o	La planta de tratamiento parece estar en unas condiciones insatisfactorias: • está inactiva o no operativa; • no funcionan los aireadores para el compartimento biológico; • hay demasiado lodo en los compartimentos; • no hay desinfectante; • el efluente tratado muestra fragmentos visibles; • desprende un fuerte olor y presenta un color intenso (un ligero color marrón o amarillo no es significativo); • la válvula de drenaje del filtro biológico o tanque de sedimentación está abierta o rota.	Poner a funcionar la planta de tratamiento de aguas residuales. Todas las aguas residuales deberían tratarse antes de la descarga.	o	
		Realizar trabajos de mantenimiento de acuerdo con las instrucciones del fabricante para obtener los efluentes requeridos por la norma.	o	
		Hasta que los problemas se solucionen, queda prohibida la descarga de efluentes a menos de 12 millas náuticas de la costa.	o	
		Reparar los aireadores.	o	
		Añadir el desinfectante adecuado según las instrucciones del fabricante.	o	
		Tomar muestras para el análisis microbiológico de acuerdo con el reglamento MEPC.	o	
		Retirar el exceso de lodos de los tanques y descargarlo en una instalación de recepción portuaria oficial.	o	
		Limpiar, inspeccionar y reparar los tanques de acuerdo con las instrucciones del fabricante, cuando sea necesario (p. ej., cada 6 meses).		o
10.10.4 o	No hay punto de muestreo disponible o no es adecuado para la toma de muestras.	Instalar un punto de muestreo de metales a la salida del efluente tratado.	o	
10.10.5 o	No existe ventilación de los tanques o es inadecuada.	Instalar un respiradero en el tanque.		o
		Dirigir las emisiones hacia el exterior del barco, lejos de cualquier toma de aire.	o	
		10.11 Descarga		
10.11.1 o	Se han vertido aguas residuales sin tratar en la dársena del puerto, en un río o en otras áreas protegidas.	Detener la descarga inmediatamente y avisar a la autoridad del puerto.	o	
10.11.2 o	La válvula de desbordamiento está abierta o rota.	Cerrar o reparar la válvula inmediatamente.	o	
10.11.3 o	Están sin cerrar las tuberías que eventualmente podrían descargar directamente en la dársena del puerto las aguas residuales no tratadas, los residuos del tratamiento de aguas residuales y las aguas residuales de tanques de retención.	Cerrar de inmediato todas las válvulas de las tuberías.	o	
10.11.4 o	El exceso de lodos de los tanques o de las plantas de tratamiento no se almacena debidamente para su eliminación final en las instalaciones en tierra o en mar abierto.	Almacenar el exceso de lodos en depósitos adecuados hasta la eliminación final en las instalaciones portuarias de recepción o en mar abierto.		o

Código de áreas	Resultados de la inspección: pruebas encontradas, r esultados de las muestras, documentos revisados	Medidas de control / acciones correctivas	Requerida	Recomendada
10.11.5 o	No se conocen las normas del MARPOL 73/78 para la descarga o las normas nacionales de descarga en el puerto o las aguas circundantes.	Capacitar al personal en las reglas del convenio MARPOL 73/78 y las normas nacionales del puerto, y poner en práctica estos procedimientos en el manual ISM.		o
10.11.6 o	No existe una tubería adecuada para la descarga de aguas residuales a una instalación receptora, la conexión de descarga en tierra no cumple los requisitos del Anexo IV del MARPOL 73/78 o se utiliza un acoplamiento de cierre rápido que no ha sido autorizado por la administración.	Instalar tuberías adecuadas para permitir la descarga sanitaria de aguas residuales en las instalaciones portuarias de recepción.	o	
		Instalar las conexiones de descarga con brida estándar de acuerdo con el Anexo IV del MARPOL 73/78.	o	
10.12 Mangueras de descarga				
10.12.1 o	No hay mangueras de descarga de aguas residuales o no están fabricadas con material resistente, impermeable y con una superficie interior lisa, o no están marcadas como mangueras de descarga de aguas residuales.	Encargar mangueras de descarga de aguas residuales adecuadas, fabricadas con material resistente, impermeable y una superficie interior lisa.		o
		Marcar las mangueras de descarga con la indicación: "Para descarga de aguas residuales solamente" para evitar la contaminación cruzada accidental.		o
10.12.2 o	Las mangueras están sucias, no parecen haber sido lavadas ni desinfectadas. Las mangueras no están almacenadas en un lugar conveniente designado o están almacenadas junto con el equipo de agua potable.	Limpiar, lavar y desinfectar las mangueras de descarga de aguas residuales después de cada uso.		o
		Almacenar las mangueras de descarga en un lugar específico con la indicación "Manguera de descarga de aguas residuales".		o
		Limpiar y desinfectar el lugar de almacenamiento.		o
		No almacenar ninguna manguera o equipo de agua potable junto con las mangueras de descarga de aguas residuales.	o	
10.13 Sentina				
10.13.1 o	Presencia en la sentina de aguas residuales, excrementos de roedores, partículas de alimentos, material putrescible o sustancias tóxicas.	Descargar el agua de la sentina en una instalación de recepción portuaria. Limpiar el agua de la sentina.		o
		Revisar todas las partes del sistema de aguas residuales en busca de fugas y derrames.	o	
		Si se encuentran excrementos de roedores, aplicar medidas de desratización.	o	
10.13.2 o	Las aguas grises se descargan de forma regular en la sentina.	Las aguas grises tienen que recogerse en el tanque de retención o conducirse al compartimiento de desinfección de aguas residuales de la planta de tratamiento, o descargarse por la borda de acuerdo con las normas locales e internacionales.	o	

Área 11 Aguas de lastre

Introducción

Diversos estudios llevados a cabo en varios países han demostrado que muchas especies de bacterias, plantas y animales son capaces de viajar como "polizones" por los océanos, incluso durante largos viajes, en las aguas de lastre y sedimentos transportados por los barcos. El posterior vertido de las aguas de lastre y sedimentos en las aguas de los puertos puede dar lugar al asentamiento de organismos acuáticos y agentes patógenos peligrosos que pueden suponer un peligro para la vida humana, el medio ambiente y el equilibrio de los ecosistemas.

Los barcos que transportan grandes cantidades de carga (p. ej., barcos de cargo o de contenedores) necesitan controlar su equilibrio durante las operaciones de carga y descarga. Para ello, se bombean grandes cantidades de agua de lastre hacia el barco o desde él. Por ejemplo, si el barco llega a un puerto sin carga, el barco está "en lastre", que quiere decir que los tanques de agua de lastre contienen varios cientos de toneladas de agua para estabilizar el barco al navegar atravesando el océano. Durante las operaciones de carga el agua de lastre debe bombearse al puerto para mantener estable la embarcación.

Normas y recomendaciones internacionales

OMI Convenio internacional para el control y la gestión del agua de lastre y los sedimentos de los buques. Adoptado el 13 de febrero de 2004. El Convenio entrará en vigor 12 meses después de la ratificación por al menos 30 Estados, que representan el 35 % del tonelaje de la flota mercante mundial (Artículo 18).

Los requerimientos específicos para la gestión del agua de lastre se recogen en la regla B-3, Gestión del agua de lastre para los buques:

- Los buques construidos antes de 2009, con una capacidad de agua de lastre comprendida entre 1 500 y 5 000 m^3, deberán llevar a cabo una gestión del agua de lastre que cumpla como mínimo las normas para el cambio del agua de lastre o de eficacia de la gestión del agua de lastre hasta 2014, fecha después de la cual habrán de cumplir como mínimo la norma de eficacia de la gestión del agua de lastre.
- Los buques construidos antes de 2009, con una capacidad de agua de lastre inferior a 1 500 y superior a 5 000 m^3, deberán llevar a cabo una gestión del agua de lastre que cumpla como mínimo las normas para el cambio del agua de lastre o de eficacia de la gestión del agua de lastre hasta 2016, fecha después de la cual habrán de cumplir como mínimo la norma de eficacia de la gestión del agua de lastre.
- Los buques construidos en 2009 o posteriormente que tengan una capacidad de agua de lastre de inferior a 5 000 m^3 deberán llevar a cabo una gestión del agua de lastre que cumpla como mínimo la norma de eficacia de la gestión del agua de lastre.
- Los buques construidos en 2009 o posteriormente, pero antes de 2012, que tengan una capacidad de agua de lastre igual o superior a 5 000 m^3 deberán llevar a cabo una gestión del agua de lastre que cumpla al menos las normas descritas en la regla D-1 o D-2 hasta 2016 y como mínimo la norma de eficacia de la gestión del agua de lastre después de 2016.
- Los buques construidos en 2012 o posteriormente que tengan una capacidad de agua de lastre igual o superior a 5 000 m^3 deberán llevar a cabo una gestión del agua de lastre que cumpla como mínimo la norma de eficacia de la gestión del agua de lastre.

Pueden encontrarse indicadores específicos relativos a la norma para el cambio del agua de lastre y la norma de eficacia de la gestión del agua de lastre en el Anexo D, Normas para la gestión del agua de lastre, del Convenio internacional para el control y la gestión del agua de lastre y los sedimentos de los buques de la OMI, que se describen a continuación.

Regla D-1. Norma para el cambio del agua de lastre:
Los buques que efectúen el de cambio del agua de lastre deben hacerlo con una eficacia del 95% de cambio volumétrico del agua de lastre. En el caso de los buques que cambien el agua de lastre siguiendo el método de flujo continuo, se considerará cumplida la norma descrita mediante el bombeo de tres veces el volumen de cada tanque de agua de lastre. Se podrá aceptar un bombeo inferior a tres veces ese volumen siempre y cuando el buque pueda demostrar que se ha alcanzado el 95% de cambio volumétrico de agua de lastre.

Regla D-2. Norma de eficacia de la gestión del agua de lastre:
Los buques que lleven a cabo la gestión del agua de lastre deben descargar:
•< 10 organismos viables por m^3 cuyo tamaño sea de ≥ 50 μm;
•< 10 organismos viables/ml cuyo tamaño esté entre < 50 μm y ≥ 10 μm.
Además, la descarga de los microbios indicadores no excederá de las concentraciones especificadas.

Los microbios indicadores, a efectos de la salud de los seres humanos, incluyen, aunque no se limitan:
- Vibrio cholerae toxigénico (O1 y O139) con menos de una unidad (<1) formadora de colonia (ufc)/ 100 ml o <1 ufc/g (peso húmedo) de muestras de zooplancton;
- Escherichia coli, < 250 ufc/100 ml, y
- Enterococos intestinales, <100 ufc/100 ml.

Los sistemas de gestión del agua de lastre deben ser aprobados por la administración de acuerdo con las directrices de la OMI (Regla D-3. Prescripciones relativas a la aprobación de los sistemas de gestión del agua de lastre). Se incluyen los sistemas que utilizan tratamientos químicos o biocidas; los que utilizan organismos o mecanismos biológicos; o los que alteran las características físicas o químicas del agua de lastre.

OMI Lista de las directrices para unificar la aplicación del Convenio sobre la gestión del agua de lastre:
Directrices sobre las instalaciones de recepción de sedimentos (D1)
Directrices para el muestreo del agua de lastre (D2)
Directrices para el cumplimiento equivalente de la gestión de agua de lastre (D3)
Directrices para la gestión del agua de lastre y la elaboración de planes de gestión del agua de lastre (D4)
Directrices sobre las instalaciones de recepción de agua de lastre (D5)
Directrices para el cambio del agua de lastre (D6)
Directrices para la evaluación de los riesgos a efectos de la regla A-4 (D7)
Directrices para la aprobación de los sistemas de gestión del agua de lastre (D8)
Procedimientos para la aprobación de los sistemas de gestión del agua de lastre en los que se utilicen sustancias activas (D9)
Directrices para la aprobación y la supervisión de programas para prototipos de tecnologías de tratamiento del agua de lastre (D10)
Directrices para el cambio del agua de lastre (normas de proyecto y construcción) (D11)
Directrices sobre el proyecto y construcción para facilitar el control de los sedimentos en los buques (D12)
Directrices sobre medidas adicionales con respecto a la gestión del agua de lastre, incluidas las situaciones de emergencia (D13)
Directrices sobre la designación de zonas para el cambio del agua de lastre (D14)

Riesgos principales

El problema de las especies invasivas se debe en gran medida a la expansión del comercio y volumen de tráfico durante las últimas décadas. Los efectos en algunas zonas del mundo han sido devastadores. Los datos cuantitativos demuestran que las tasas de bioinvasión continúan incrementándose, con cifras alarmantes, en muchos casos de forma exponencial, y se invaden nuevas zonas continuamente. El comercio marítimo se incrementa globalmente y parece que el problema no ha alcanzado aún su punto máximo.

Ejemplos de ello incluyen la introducción del mejillón cebra europeo (Dreissena polymorpha) en la región de los Grandes Lagos entre Canadá y los Estados Unidos, dando lugar al gasto de miles de millones de dólares para el control de la contaminación y limpieza de tuberías y estructuras submarinas contaminadas; y la introducción del ctenóforo americano (Mnemiopsis leidyi) en el mar Negro y el mar de Azov, ocasionando prácticamente la desaparición de la pesca de anchoa y espadín.
También hay riesgos para la salud pública, como el cólera. Algunas epidemias de cólera parecen estar directamente relacionadas con el agua de lastre en Sudamérica, Golfo de México y otras regiones.

Toma de muestras

Los estándares de las Directrices de la OMI MEPC 58/23 Anexo 3, Directrices para el muestreo del agua de lastre (D2) se pueden tomar como referencia importante para el muestreo del agua de lastre con el fin de evaluar la existencia de riesgos para la salud pública en caso necesario.

El objetivo de estas directrices es proporcionar a las autoridades competentes de los Estados Partes, incluidos los funcionarios encargados del control de los buques por el Estado rector del puerto, una orientación práctica y técnica en la toma de muestras y el análisis del agua de lastre con la finalidad de determinar si un buque cumple el Convenio para el control y la gestión del agua de lastre y los sedimentos de los buques, de acuerdo con el artículo 9, "Inspección de buques", y evaluar su conformidad con las reglas D-1 o D-2.

Con este fin, se deben tomar muestras de la tubería de descarga, lo más cerca posible del punto de descarga, siempre que sea posible durante las maniobras de descarga de agua de lastre. En los casos en los que el diseño del sistema de lastre no permita la toma de muestras de la tubería de descarga, pueden ser necesarias otras medidas para la toma de muestras. Para la evaluación del cumplimiento de la regla D-2 no se recomienda la toma de muestras a través de las aberturas de mantenimiento, sondas o canalizaciones de aire.

Cualquier protocolo de toma de muestras para verificar el cumplimiento del citado Convenio debe cumplir los principios siguientes para intentar garantizar la coherencia de los planteamientos y ofrecer seguridad al sector de transporte marítimo:

- el protocolo de toma de muestras debe estar en armonía con estas directrices;
- el protocolo de toma de muestras debe proporcionar muestras representativas de la descarga total de agua de lastre de cualquier tanque individual o de cualquier combinación de tanques descargados;
- el protocolo de toma de muestras debe tener en cuenta los posibles sedimentos suspendidos en la descarga que pueden afectar a los resultados de las muestras;
- el protocolo de toma de muestras debe prever la toma de muestras en los puntos de descarga adecuados;
- la cantidad y calidad de las muestras deben ser suficientes para demostrar que el agua de lastre descargada cumple los estándares pertinentes;
- las muestras se deben tomar de forma adecuada y segura;
- las muestras deben tener un tamaño manejable;
- las muestras se deben tomar, sellar y almacenar de forma que puedan utilizarse para comprobar el cumplimiento del Convenio;
- las muestras se deben analizar de manera completa en laboratorios acreditados dentro del plazo límite establecido por la técnica de análisis, y
- las muestras se deben transportar, manipular y almacenar cumpliendo la cadena de custodia de muestras.

Antes de evaluar la conformidad con la regla D-2 se recomienda, como primer paso, la toma de una muestra representativa del agua de lastre descargada para determinar el potencial cumplimiento o incumplimiento de un buque. Esta prueba podría ayudar al Estado Parte a identificar medidas de mitigación inmediatas, dentro de sus competencias, para evitar cualquier impacto adicional de una posible descarga irregular de agua de lastre del buque.

En situaciones de emergencia o de epidemia, los Estados rectores de los puertos pueden usar métodos alternativos de toma de muestras que podrían tener que aplicarse en un breve plazo de tiempo y deben esforzarse por comunicárselos a los barcos que entren en los puertos que están bajo su jurisdicción. Aunque en tales situaciones no sería necesario notificar a la OMS, dicha notificación podría ser beneficiosa para otras partes.

Revisión de la documentación

- Planos de construcción del sistema de aguas de lastre.
- Formulario de la OMI de agua de lastre.
- Manual de Gestión de la Seguridad Internacional.
- Instrucciones de mantenimiento de la planta de tratamiento del agua de lastre.

Referencias

Convenios internacionales

OMI (2007), Convenio internacional para el control y la gestión del agua de lastre y los sedimentos de los buques.

Resolución MEPC. 152 (55). Directrices sobre las instalaciones de recepción de sedimentos (D1). Londres, OMI, 2005.

Resolución MEPC.123 (53). Directrices para el cumplimiento equivalente de la gestión del agua de lastre (D3). Londres, OMI, 2005.

Resolución MEPC.124 (53). Directrices para el cambio del agua de lastre (D6). Londres, OMI, 2005.

Resolución MEPC.127 (53). Directrices para la gestión del agua de lastre y la elaboración de planes de gestión del agua de lastre (D4). Londres, OMI, 2005.

Resolución MEPC.140 (54). Directrices para la aprobación y la supervisión de programas para prototipos de tecnologías de tratamiento del agua de lastre (D10). Londres, OMI, 2006.

Resolución MEPC.149 (55). Directrices para el cambio del agua de lastre (normas de proyecto y construcción) (D11). Londres, OMI, 2006.

Resolución MEPC.150 (55). Directrices sobre el proyecto y construcción para facilitar el control de los sedimentos en los buques (D12). Londres, OMI, 2006.

Resolución MEPC.151 (55). Directrices sobre la designación de zonas para el cambio del agua de lastre (D14). Londres, OMI, 2006.

Resolución MEPC.153 (55). Directrices sobre las instalaciones de recepción de agua de lastre (D5). Londres, OMI, 2006.

Resolución MEPC.161 (56). Directrices sobre medidas adicionales con respecto a la gestión del agua de lastre, incluidas las situaciones de emergencia (D13). Londres, OMI, 2007.

Resolución MEPC.162 (56). Directrices para la evaluación de los riesgos a efectos de la regla A-4 del Convenio sobre la gestión del agua de lastre (BWM) (D7). Londres, OMI, 2007.

Resolución MEPC.169 (57). Procedimientos para la aprobación de los sistemas de gestión del agua de lastre en los que se utilicen sustancias activas. Londres, OMI, 2008.

Resolución MEPC.173 (58). Directrices para el muestreo del agua de lastre (D2). Londres, OMI, 2008.

Resolución MEPC.174 (58). Directrices para la aprobación de los sistemas de gestión del agua de lastre (D8). Londres, OMI, 2008.

Resolución MEPC.175 (58). Presentación de información sobre los sistemas de gestión del agua de lastre homologados. Londres, OMI, 2008.

Resolución MEPC.188 (60). Instalación de sistemas de gestión del agua en buques nuevos de conformidad con las fechas de aplicación que figuran en el Convenio sobre la gestión del agua de lastre (Convenio BWM). Londres, OMI, 2010.

Publicaciones científicas

McCarthy SA, Khambaty FM (1994). International dissemination of epidemic Vibrio cholerae by cargo ship ballast and other non-potable waters. Applications in Environmental Microbiology, 60:2597–2601.

Código de áreas	Resultados de la inspección: pruebas encontradas, resultados de las muestras, documentos revisados	Medidas de control / acciones correctivas	Requerida	Recomendada
		11.1 Gestión		
11.1.1 o	El libro de registro del agua de lastre de la OMI no está disponible.	Disponer de un libro de registro del agua de lastre.	o	
11.1.2 o	Plan de gestión del agua de lastre (BWMP) no disponible.	Desarrollar un Plan de gestión del agua de lastre (BWMP) de acuerdo con las directrices de la OMI.		o
		Aplicar todos los protocolos definidos en el Plan de gestión del agua de lastre (BWMP).		o
11.1.3 o	Existe una planta de tratamiento del agua de lastre pero no hay información técnica disponible.	Facilitar información técnica del tratamiento del agua de lastre en la siguiente inspección.		o
		11.2 Cambio y tratamiento del agua de lastre		
11.2.1 o	No se ha realizado cambio de agua de lastre en mar abierto, no se dispone de un sistema de tratamiento a bordo o no se realiza el tratamiento a bordo.	Cerrar todas las válvulas de descarga inmediatamente.	o	
		Notificar a la autoridad competente (p. ej., policía portuaria o autoridad de control de los buques por el Estado rector del puerto).	o	
		Descargar, si fuera necesario, bajo supervisión de la autoridad competente.	o	
11.2.2 o	El análisis de la salinidad indica que el agua no ha sido cambiada en mar abierto.	Informar a la autoridad competente y tomar muestras para la evaluación del riesgo de patógenos y organismos acuáticos dañinos en el agua.	o	
11.2.3 o	La planta de tratamiento no está aprobada por la OMI.	Cerrar las líneas y válvulas de descarga.		o
		Descargar, si fuera necesario, bajo supervisión de la autoridad competente.		o
		Notificar a la autoridad competente (p. ej., policía portuaria o autoridades de control de los buques por el Estado rector del puerto).		o
		11.3 Descarga		
11.3.1 o	Se ha descargado o se descarga agua de lastre sin tratar o no cambiada directamente en la dársena del puerto, en el río o en áreas protegidas.	Interrumpir inmediatamente la operación de descarga y notificar a la autoridad competente (p. ej., policía portuaria o autoridades de control de los buques por el Estado rector del puerto).	o	

Área 12 Bodegas de carga

Introducción

Los factores que contribuyen a la aparición de riesgos para la salud pública a bordo incluyen el diseño, construcción, gestión y maniobras en las bodegas. Algunos riesgos para la salud pública se pueden llevar de un país a otro a través de cargas contaminadas o infestadas
transportadas en la bodega, la contaminación o infestación de la carga a bordo por vectores y por medidas de prevención y control inadecuadas o insuficientes aplicadas a bordo.

Las bodegas deben estar vacías para la inspección. De acuerdo con la Resolución A.864(20) y el Manual de embarque y desembarque de cargas sólidas a granel para representantes de terminales (Código BLU), edición de 2008, deben adoptarse precauciones especiales antes de entrar en espacios cerrados a bordo de los buques, ya que hay riesgo de una atmósfera peligrosa en las bodegas, sobre todo cuando la carga se ha fumigado en el viaje y/o hay escasez de oxígeno, o se pueden emitir vapores inflamables o tóxicos. Las inspecciones de las bodegas se deben llevar a cabo tan pronto como se haya completado la descarga de la bodega y sea seguro entrar en ellas.

Normas y recomendaciones internacionales

OMI Recomendaciones relativas a la entrada en espacios cerrados a bordo de los buques [Resolución A.864(20)]

3.Evaluación

3.2 Los procedimientos que han de seguirse para someter a ensayo la atmósfera del espacio y para entrar en él se decidirán a partir de la evaluación preliminar y según que esta ponga de relieve lo siguiente:

1.existe un riesgo mínimo para la salud o la vida del personal que entre en el espacio;

2.no existe riesgo inmediato para la salud o la vida del personal, pero puede surgir en el curso del trabajo en el espacio; y

3.se ha detectado un riesgo para la salud o la vida humana.

Cuando la evaluación preliminar demuestre que el riesgo para la salud o la vida es mínimo o que este puede surgir en el curso del trabajo que vaya a realizarse en ese espacio, se tomarán las precauciones adicionales que se especifican en las secciones 4, 5 ,6 y 7.

Cuando de la evaluación preliminar se desprenda que la entrada en el espacio entraña un riesgo para la vida o la salud humana, se tomarán las precauciones adicionales que se especifican en la sección 8.

9.5 Fumigación

Cuando deba fumigarse el buque, se seguirán en todos sus pormenores las recomendaciones sobre utilización sin riesgos de plaguicidas en los buques. Los espacios adyacentes a los fumigados se considerarán como si se también hubieran sido fumigados.

OMI I267: 2008. Manual de embarque y desembarque de cargas sólidas a granel para representantes de terminales (Código BLU)

Este manual incluye reglas para prevenir la contaminación por los vertidos de residuos domésticos y otros desechos sólidos. En el anexo se definen los diferentes tipos de residuos que se deben considerar como basura, la distancia a tierra a la cual se permite descargar y de qué manera.

Convenio internacional para prevenir la contaminación por los buques, 1973 (modificado por el Protocolo de 1978 [MARPOL 73/78])

De acuerdo con este Convenio, los siguientes tipos de residuos se consideran como basura de las bodegas de carga: material de estiba, palés rotos, amarres, cuerdas y lonas.

OMI SOLAS XII/6.5.1. Protección de las bodegas de carga de los dispositivos de carga y descarga, y OMI SOLAS XII/6.5.3. Defectos en los elementos estructurales y paneles de la bodega de carga.

Riesgos principales

Los principales riesgos para la salud pública a bordo incluyen el diseño, construcción, gestión y maniobras en las bodegas. Algunos riesgos para la salud pública se pueden llevar de un país a otro a través de cargas contaminadas o infestadas transportadas en las bodegas, la contaminación o infestación de la carga a bordo por vectores y por medidas de prevención y control inadecuadas o insuficientes aplicadas a bordo.

Revisión de la documentación

- Planes de gestión.
- Procedimientos operativos.
- Procedimientos y registros de entrada en espacios cerrados.
- Protocolos de bloqueo e identificación por etiquetas.
- Hojas de datos de seguridad de materiales.
- Planos de construcción (incluidos los desagües).
- Planos del sistema de ventilación.
- Registros de control de vectores.
- Programa de limpieza.

Referencias

Convenios internacionales

OMI, Convenio internacional para la seguridad de la vida humana en el mar (SOLAS), Regla XII/6.5.1. Londres, OMI, 1974.

OMI, I267: 2008. Manual de embarque y desembarque de cargas sólidas a granel para representantes de terminales. Londres, OMI, 2008.

OMI, Recomendaciones para la entrada en espacios cerrados a bordo de los buques. Londres, OMI, 1997.

Código de áreas	Resultados de la inspección: pruebas encontradas, resultados de las muestras, documentos revisados	Medidas de control / acciones correctivas	Requerida	Recomendada
		12.1 Procedimientos operativos		
12.1.1 o	Ausencia o ineficacia de los procedimientos operativos para el control de riesgos de salud pública de acuerdo con el tipo y clase de carga a bordo.	Diseñar procedimientos operativos para controlar de forma proactiva los riesgos de salud pública para la tripulación, los viajeros y las poblaciones que podrían verse afectadas por los buques y cargamentos que llegan a puerto.		o
		Desarrollar planes apropiados de gestión.		o
		12.2 Diseño, trazado y construcción		
12.2.1 o	La construcción, el diseño y el trazado predisponen al probable fracaso del control de riesgos para la salud pública.	Tomar medidas para corregir la construcción, diseño y trazado con objeto de que sean adecuados para los fines previstos.		o
12.2.2 o	Se han introducido materiales, líquidos, gases o materiales extraños contaminados, o hay presencia de vectores.	Desinfectar, desinsectar o desratizar si la contaminación es evidente.	o	
		Separar la carga sospechosa o que muestre signos de contaminación o deterioro.		o
		12.3 Limpieza y mantenimiento		
12.3.1 o	Los materiales de construcción y el diseño no facilitan la limpieza y/o el diseño de la construcción es propicio para el refugio de vectores.	Corregir las deficiencias del diseño y volver a construir con materiales que faciliten la limpieza y descontaminación.		o
		Desechar o aislar los elementos contaminados.	o	
12.3.2 o	Pruebas de vectores y/o reservorios.	Realizar inmediatamente la desinfección, desinsectación o desratización.	o	
		12.4 Equipos para el control de las condiciones ambientales		
12.4.1 o	Ausencia, insuficiencia o ineficacia de los equipos necesarios para controlar las condiciones ambientales de acuerdo con el tipo de carga.	Corregir las deficiencias de los equipos y promover protocolos para asegurar prácticas operativas eficaces en el futuro.		o
		12.5 Drenaje		
12.5.1 o	Los desagües no son independientes entre sí ni de otros sistemas de drenaje.	Corregir las deficiencias y asegurarse de que los sistemas de desagües sean independientes entre sí y de otros sistemas de drenaje.	o	
12.5.2 o	Los desagües están conectados a otros desagües que reciben aguas residuales humanas o residuos médicos.	Separar los desagües de cualquier sistema de tuberías de desagüe que transporten aguas residuales humanas o residuos médicos.	o	
12.5.3 o	Las tuberías de desagüe no desaguan a tanques de drenaje.	Establecer vías para descargar en tanques de drenaje con espaciadores de aire.	o	
		12.6 Ventilación		
12.6.1 o	El sistema de salida del aire frío y/o caliente sirve a más de un compartimento.	Disponer conductos independientes para la ventilación y los sistemas de aire acondicionado y calefacción.		o
		Separar los sistemas para cada compartimento.		o
12.6.2 o	Pruebas de vectores y/o reservorios.	Los conductos que conectan la cubierta exterior directamente con las bodegas de carga, salas de máquinas y de calderas, no deben tener extensiones horizontales en los extremos y deben estar hechos a prueba de vectores.		o
		Realizar inmediatamente la desinfección, desinsectación o desratización.	o	

Área 13 Otros sistemas y áreas

Introducción

Hay otros sistemas y áreas que pueden tener interés sanitario. Los vectores representan el mayor riesgo para la salud de los pasajeros y miembros de la tripulación. Los mosquitos, ratas, ratones, cucarachas, moscas, piojos y pulgas de ratas son todos capaces de transmitir enfermedades. Además, los roedores están asentados en áreas portuarias y se consideran vectores de muchas enfermedades, como la peste, tifus murino, salmonelosis, triquinosis, leptospirosis y fiebre por mordedura de rata. La vigilancia y el control de vectores y reservorios son necesarios para mantener la salud a bordo de los buques.

Las aguas estancadas generadas por fuertes lluvias o por rebosamiento de desagües pueden servir como criaderos de mosquitos y, por lo tanto, aumentar el potencial de exposición a enfermedades transmitidas por vectores como dengue, paludismo y fiebre del Nilo occidental.

Las lavadoras y servicios de lavandería son indispensables en los barcos, según el Convenio C92 sobre el alojamiento de la tripulación (revisado), 1949, que contiene los detalles de las normas mínimas del entorno para la ubicación, construcción, disposición y equipamiento de dichas instalaciones, incluidas las sanitarias.

Las aguas de drenaje procedentes de la lavandería se consideran aguas grises según el Anexo V del Convenio internacional para la prevención de la contaminación por los buques (modificado por el protocolo de 1978, MARPOL 73/78). De acuerdo con el Reglamento para la prevención de la contaminación por basura anterior, los desechos líquidos de la cocina no se consideraban basura y, por tanto, no había restricciones para su descarga siempre que no contuvieran ningún contaminante incluido en las reglas MARPOL 73/78. Aunque generalmente son menos perjudiciales que, por ejemplo, las aguas negras, las aguas grises pueden contener en ocasiones algunos compuestos nocivos, como restos de detergente o cloro de la lejía procedente del desagüe de lavanderías.

Normas y recomendaciones internacionales

<u>Reglamento Sanitario Internacional (2005)</u>

Artículo 24. Operadores de medios de transporte

Los Estados Partes adoptarán todas las medidas practicables que sean compatibles con el presente Reglamento para asegurarse de que los operadores de medios de transportes:

a) cumplen las medidas sanitarias recomendadas por la OMS y adoptadas por ellos;

b) informan a los viajeros de las medidas sanitarias recomendadas por la OMS y adoptadas por los Estados Partes para su aplicación a bordo; y

c) mantienen permanentemente los medios de transporte a su cargo libres de fuentes de infección o contaminación, incluidos vectores y reservorios. Se podrá exigir la aplicación de medidas de control de las fuentes de infección o contaminación si se descubren pruebas de su presencia.

Anexo 1B. Disponer en lo posible de un programa y de personal capacitado para el control de vectores y reservorios en los puntos de entrada y sus cercanías.

Anexo 5. Medidas concretas relativas a las enfermedades transmitidas por vectores.

<u>OIT Convenio sobre el trabajo marítimo, 2006</u>

Regla 3.1 – Alojamiento y servicios de esparcimiento

Norma A3.1 – Alojamiento y servicios de esparcimiento

13. Se deberán poner a disposición servicios de lavandería convenientemente situados y amueblados.

Regla 3.1 — Alojamiento y servicios de esparcimiento

Pauta B3.1.7 – Instalaciones sanitarias

4. Las instalaciones de lavandería deberían disponer, entre otras cosas, de:
a) máquinas de lavar;
b) secadoras o tendederos con calefacción y ventilación adecuadas, y
c) planchas y tablas de planchar o aparatos equivalentes.

OIT Convenio C92 sobre el alojamiento de la tripulación (revisado), 1949
Artículo 13:
12. Todos los buques deberán estar provistos de medios para lavar y secar la ropa, en proporción al número de miembros de la tripulación y a la duración normal del viaje.
13. Las instalaciones para el lavado de ropa deberán incluir lavaderos adecuados que podrán ser instalados en los locales destinados al aseo personal, si no es posible instalar lavanderías independientes. Los lavaderos tendrán el correspondiente suministro de agua dulce, caliente y fría, y a falta de agua caliente, se proporcionarán medios para calentarla.
14. Los tendederos de ropa deberán estar instalados en un local separado de los dormitorios y comedores, suficientemente ventilado y provisto de cuerdas u otros medios para tender la ropa

Riesgos principales

Muchas enfermedades se transmiten a las personas por vectores como ratas, mosquitos, ratones, cucarachas, moscas, piojos y pulgas de ratas que, si no se controlan apropiadamente, podrían embarcar, transportarse y multiplicarse en buques, lo que representaría un riesgo grave para la salud de la tripulación y los pasajeros; por otra parte, las personas y los vectores a bordo podrían a su vez propagar las enfermedades a los puertos en otros países.

Por ejemplo, el agua estancada a bordo del buque o en los botes salvavidas proporciona un hábitat para la puesta de huevos de los mosquitos. Transcurrido el tiempo de cría, los mosquitos adultos emergerán del agua estancada y, a su vez, estos mosquitos adultos pondrán huevos durante su ciclo de vida. Si persiste el agua estancada durante mucho tiempo o se repone por lluvias intensas y repetidas o por rebosamiento de desagües, el aumento de la producción de mosquitos podría continuar durante semanas o meses. Si no existe un control efectivo, los mosquitos podrían transportarse en el barco y propagar enfermedades infecciosas a través de viajes internacionales.

Otros riesgos son la exposición a sangre u otros materiales potencialmente infecciosos a través de objetos contaminados que se manejan de manera inadecuada durante las operaciones de limpieza; por ejemplo, el personal de limpieza que tiene contacto con ropa contaminada por no usar equipos de protección personal (EPP). Finalmente, la presencia de productos químicos peligrosos utilizados en el proceso de lavado, polvo procedente de la ropa y de los detergentes en polvo, y la mala ventilación del lugar de trabajo constituyen también riesgos para la salud.

Revisión de la documentación

• Plan integrado de gestión de vectores.

Referencias

Convenios internacionales
OIT Convenio sobre el trabajo marítimo, 2006.
Publicaciones científicas

Anselmo M et al. (1996). Port malaria caused by Plasmodium falciparum: a case report. Le Infezioni in Medicina, 4:45–47.

Delmont J et al. (1994). Harbour-acquired Plasmodium falciparum malaria. Lancet, 344:330–331.

Delmont J et al. (1995). Apropos of 2 cases of severe malaria contracted in the port of Marseille. Bulletin de la Societe de Pathologie Exotique, 88:170–173.

Draganescu N et al. (1977). Epidemic outbreak caused by West Nile virus in the crew of a Romanian cargo ship passing the Suez Canal and the Red Sea on route to Yokohama. Virologie, 28:259–262.

Fijan S, Sostar-Turk S y Cencic A (2005). Implementing hygiene monitoring systems in hospital laundries in order to reduce microbial contamination of hospital textiles. Journal of Hospital Infection, 61(1):30–38.

Peleman R et al. (2000). Indigenous malaria in a suburb of Ghent, Belgium. Journal of Travel Medicine, 7:48–49.

Raju N, Poljak I y Troselj-Vukic B (2000). Malaria, a travel health problem in the maritime community. Journal of Travel Medicine, 7:309–313.

Rubin L, Nunberg D y Rishpon S (2005). Malaria in a seaport worker in Haifa. Journal of Travel Medicine, 12:350–352.

Schultz MG et al. (1967). An outbreak of malaria on shipboard. American Journal of Tropical Medicine and Hygiene, 16:576–579.

Shoda M et al. (2001). Malaria infections in crews of Japanese ships. International Maritime Health, 52:9–18.

Código de áreas	Resultados de la inspección: pruebas encontradas, resultados de las muestras, documentos revisados	Medidas de control / acciones correctivas	Requerida	Recomendada
13.1 Sistema global de gestión de vectores				
13.1.1 o	Ausencia de discos antirratas.	Colocar discos antirratas para evitar que las ratas suban a bordo de los barcos a través de las amarras.	o	
13.1.2 o	Ausencia de un plan integrado de gestión de control de vectores.	Desarrollar un plan integrado de gestión de control de vectores.	o	
13.1.3 o	No existe un registro de inspección para el control de vectores (incluido el uso de plaguicidas).	Llevar a cabo de forma rutinaria la vigilancia de vectores y reservorios; p. ej., colocar y comprobar las trampas u otros dispositivos para eliminar a los roedores.	o	
		Elaborar un plan de inspección para el control de vectores y proporcionar un libro de registro que incluya el uso de plaguicidas.	o	
13.2 Agua estancada				
13.2.1 o	Pruebas de agua estancada en diferentes áreas exteriores del buque, como las cubiertas del bote salvavidas, sentinas, imbornales, toldos, canalones y plantas de tratamiento de aire, que pueden contener larvas de insectos. Pruebas de depresiones o conductos que pueden contener agua estancada.	Establecer procedimientos operativos para controlar los riesgos para la salud pública de la tripulación, los viajeros y las comunidades que podrían verse afectados por los buques y cargamentos que llegan a los puertos.		o
13.2.2 o	Pruebas de vectores vivos o sus larvas en el agua estancada dentro de los botes salvavidas.	Eliminar el agua estancada y aplicar medidas de control de vectores.	o	
13.3 Construcción de lavadoras y servicios de lavandería				
13.3.1 o	Los materiales de construcción y el diseño no facilitan la limpieza.	Rediseñar y reconstruir con materiales que faciliten la limpieza y descontaminación.		o
13.3.2 o	Instalación incorrecta de los sistemas de drenaje del suelo y de los residuos.	Asegurar que los sistemas de drenaje del suelo y de los residuos sean de dimensiones adecuadas y estén fabricados de forma que se minimice el riesgo de obstrucción y faciliten su limpieza.		o
13.3.3 o	Las puertas y ventanas no son propicias para una ventilación adecuada.	Aplicar medidas para corregir el diseño de las puertas y ventanas.		o
13.3.4 o	Los suelos no son propicios para la limpieza.	Reconstruir los suelos con material resistente, de fácil limpieza e impermeables a la humedad y con un sistema de drenaje adecuado.		o
13.4 Limpieza y mantenimiento				
13.4.1 o	Pruebas de que el personal de limpieza y mantenimiento de los camarotes de los pasajeros o miembros de la tripulación enfermos no llevan EPP.	Aplicar medidas para la seguridad del personal de limpieza, incluido el uso de EPP desechables que deben cambiarse tras la limpieza de cada camarote de una persona enferma.	o	
13.4.2 o	Insuficiente suministro de detergentes.	Suministrar al personal de limpieza y a la lavandería la cantidad suficiente de detergente o productos similares.		o
13.4.3 o	Pruebas de fugas, derrames o conexión cruzada en el sistema de desagüe.	Mantener el sistema de desagüe libre de fugas y en condiciones de seguridad.	o	
13.4.4 o	Pruebas de que el personal de limpieza utiliza el mismo trapo para limpiar los camarotes de los pasajeros o los miembros de la tripulación enfermos que los camarotes de los pasajeros o los miembros de la tripulación sanos, o de que limpia los camarotes de los pasajeros o los miembros de la tripulación enfermos antes que los de los demás.	Cambiar los trapos de limpieza después de limpiar los camarotes de los pasajeros o miembros de la tripulación enfermos.	o	
		Limpiar en primer lugar los camarotes de los pasajeros y miembros de la tripulación no enfermos.	o	

Anexo 1 Modelo de Certificado de exención del control de sanidad a bordo/Certificado de control de sanidad a bordo. Anexo 3 del RSI (2005

Anexo 3

Modelo de Certificado de exención del control de sanidad a bordo/Certificado de Control de sanidad a bordo

Puerto de .... Fecha ....

El presente Certificado da fe de la inspección y 1) la exención del control o 2) las medidas de control aplicadas

Nombre de la embarcación de navegación marítima o interior .... Pabellón .... Matrícula/N° OMI.......................

En el momento de la inspección las bodegas estaban vacías/cargadas con .... toneladas de ....carga

Nombre y dirección del inspector ....

Certificado de exención del control de sanidad a bordo

Áreas [sistemas y servicios] inspeccionados	Pruebas encontradas[1]	Resultados de las muestras[2]	Documentos examinados
Cocina			Registro médico
Despensa			Cuaderno de bitácora
Almacenes			Otros
Bodega(s)/carga			
Camarotes:			
- tripulación			
- oficiales			
- pasajeros			
- cubierta			
Agua potable			
Aguas residuales			
Depósitos de lastre			
Desechos sólidos y médicos			
Agua estancada			
Sala de máquinas			
Servicios médicos			
Otras áreas especificadas (véase el apéndice)			
Indique con N/P las áreas donde no proceda			

No se hallaron pruebas. La embarcación está exenta de medidas de control.

Certificado de control de sanidad a bordo

Medidas de control aplicadas	Fecha de reinspección	Observaciones sobre las condiciones encontradas

Las medidas de control consignadas se aplicaron en la fecha que figura a continuación.

Nombre y cargo del funcionario que expide el certificado .... Firma y sello .... Fecha ....

[1] *a*) Pruebas de infección o contaminación, que comprenden: vectores en cualquier etapa de crecimiento, reservorios animales de vectores, roedores u otras especies que podrían ser portadoras de enfermedades humanas, riesgos microbiológicos, químicos y de otra índole para la salud humana, indicios de medidas sanitarias insuficientes. *b*) Información de que se han presentado casos humanos (que hayan de consignarse en la Declaración Marítima de Sanidad).

[2] Resultados de las muestras tomadas a bordo. El análisis se hará llegar al capitán de la embarcación por el medio más rápido posible y, en caso de que se requiera una reinspección, al siguiente puerto de escala que convenga y que coincida con la fecha que se consigne en este certificado para la reinspección.

Los certificados de exención del control de sanidad a bordo y los certificados de control de sanidad a bordo tienen una validez máxima de seis meses, que podrá prorrogarse un mes si no es posible realizar la inspección en el puerto y no hay pruebas de infección o contaminación.

Apéndice del modelo de Certificado de exención del control de sanidad a bordo/Certificado de control de sanidad a bordo

Áreas/servicios/sistemas inspeccionados	Pruebas encontradas	Resultados de las muestras	Documentos examinados	Medidas de control aplicadas	Fecha de reinspección	Comentarios sobre las condiciones encontradas
Alimentos						
Procedencia						
Almacenamiento						
Preparación						
Servicio						
Agua						
Procedencia						
Almacenamiento						
Distribución						
Desechos						
Almacenamiento						
Tratamiento						
Evacuación						
Piscinas/gimnasios (espás)						
Equipo						
Funcionamiento						
Servicios médicos						
Equipo y dispositivos médicos						
Funcionamiento						
Medicamentos						
Otras áreas inspeccionadas						

Si algo no procede en alguna de las áreas enumeradas, escriba n/p.

Anexo 2 Algoritmo para la expedición de CSB, manejo de reinspecciones y de medios de transporte afectados

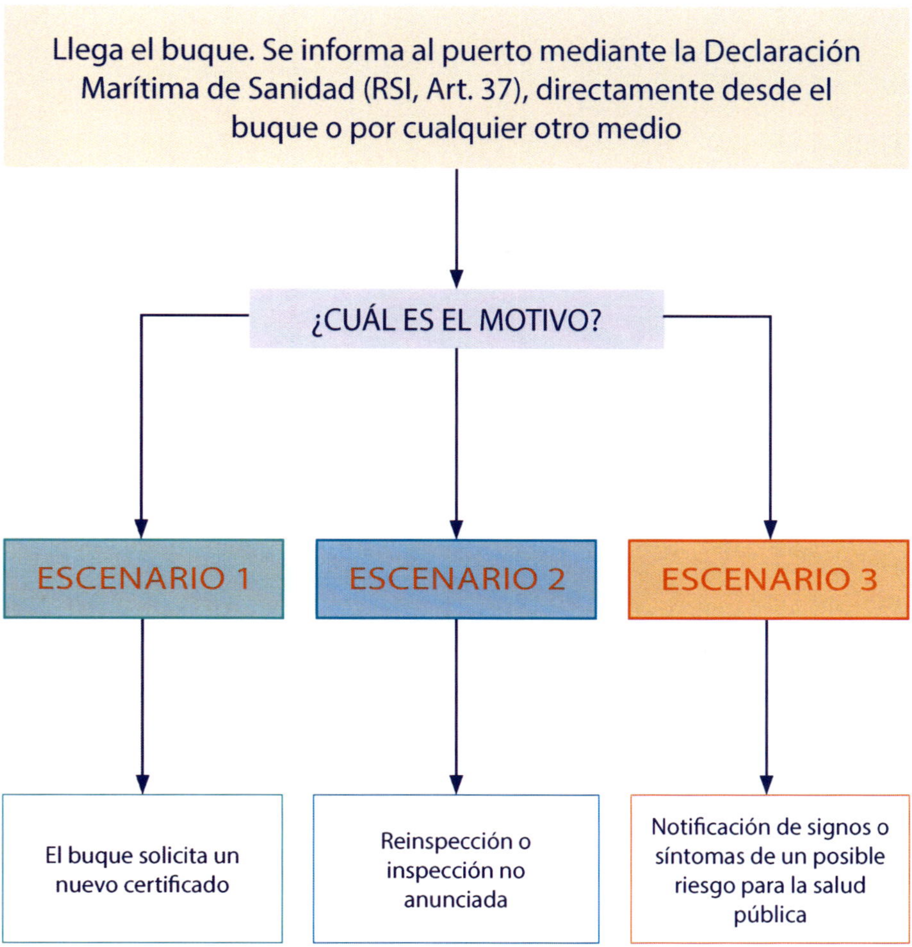

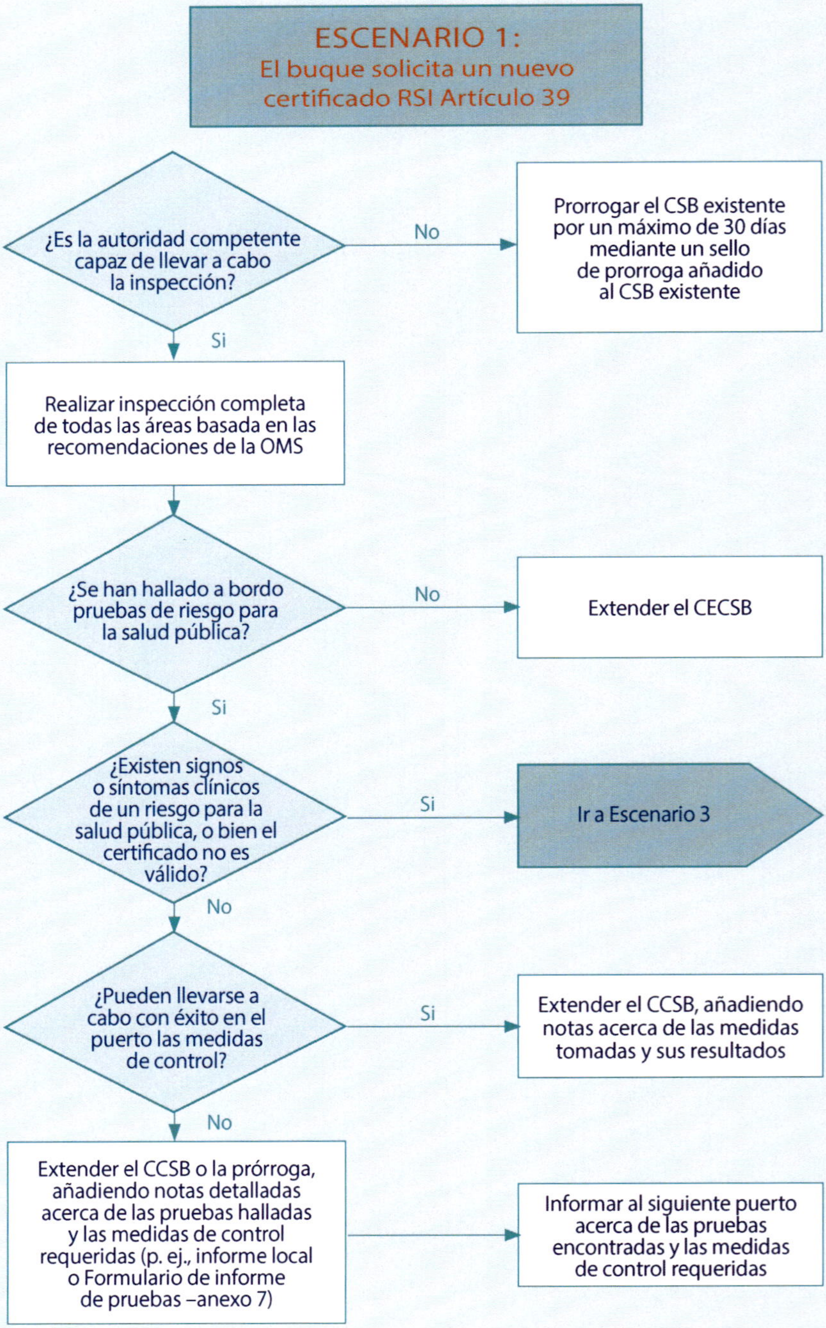
ESCENARIO 1:
El buque solicita un nuevo certificado RSI Artículo 39
¿Es la autoridad competente capaz de llevar a cabo la inspección?
No
Prorrogar el CSB existente por un máximo de 30 días mediante un sello de prorroga añadido al CSB existente
Si
Realizar inspección completa de todas las áreas basada en las recomendaciones de la OMS
¿Se han hallado a bordo pruebas de riesgo para la salud pública?
No
Extender el CECSB
Si
¿Existen signos o síntomas clínicos de un riesgo para la salud pública, o bien el certificado no es válido?
Si
Ir a Escenario 3
No
¿Pueden llevarse a cabo con éxito en el puerto las medidas de control?
Si
Extender el CCSB, añadiendo notas acerca de las medidas tomadas y sus resultados
No
Extender el CCSB o la prórroga, añadiendo notas detalladas acerca de las pruebas halladas y las medidas de control requeridas (p. ej., informe local o Formulario de informe de pruebas –anexo 7)
Informar al siguiente puerto acerca de las pruebas encontradas y las medidas de control requeridas

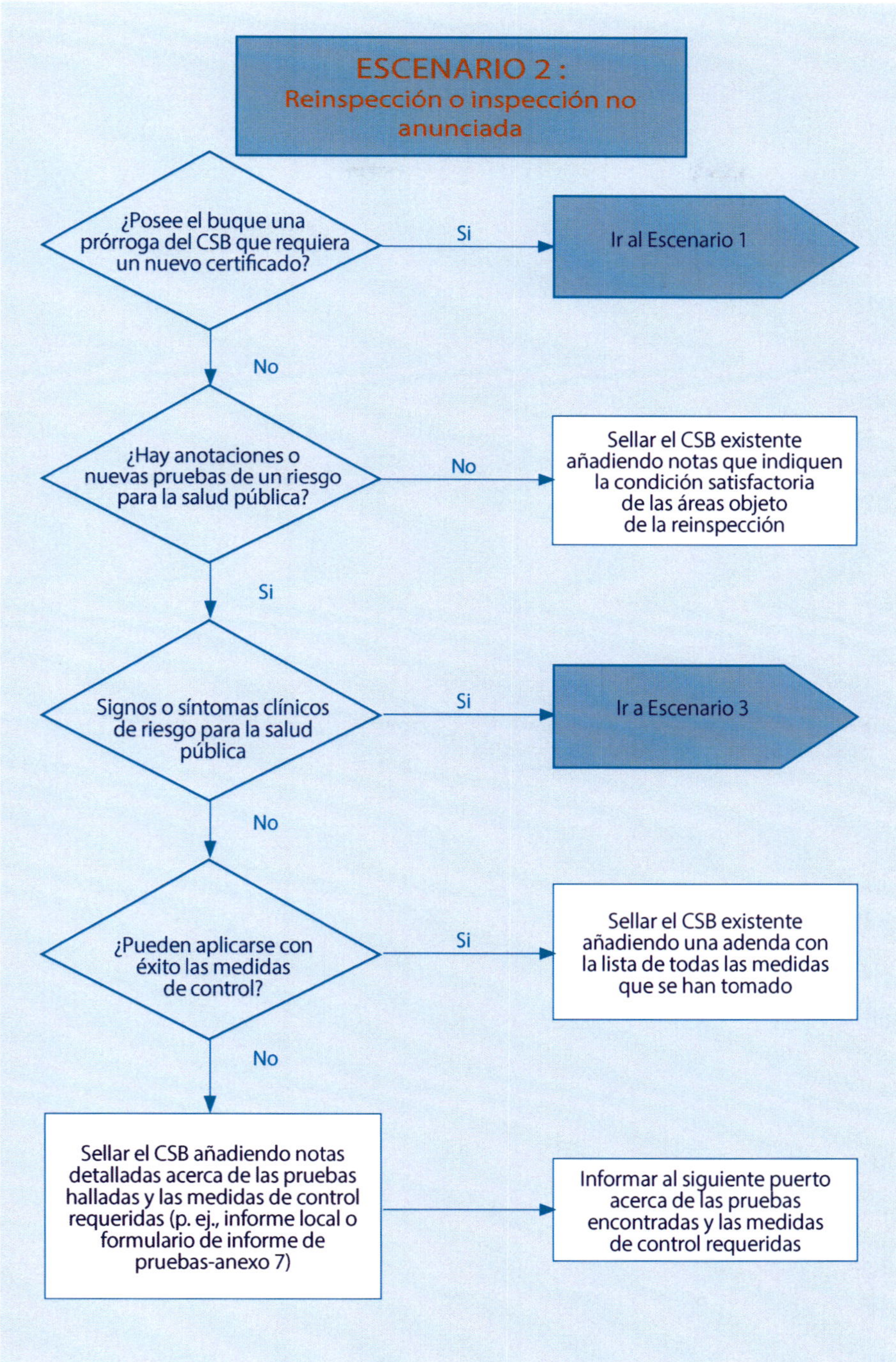
ESCENARIO 2 :
Reinspección o inspección no anunciada
¿Posee el buque una prórroga del CSB que requiera un nuevo certificado?
Si
Ir al Escenario 1
No
¿Hay anotaciones o nuevas pruebas de un riesgo para la salud pública?
No
Sellar el CSB existente añadiendo notas que indiquen la condición satisfactoria de las áreas objeto de la reinspección
Si
Signos o síntomas clínicos de riesgo para la salud pública
Si
Ir a Escenario 3
No
¿Pueden aplicarse con éxito las medidas de control?
Si
Sellar el CSB existente añadiendo una adenda con la lista de todas las medidas que se han tomado
No
Sellar el CSB añadiendo notas detalladas acerca de las pruebas halladas y las medidas de control requeridas (p. ej., informe local o formulario de informe de pruebas-anexo 7)
Informar al siguiente puerto acerca de las pruebas encontradas y las medidas de control requeridas

ESCENARIO 3 :
Notificación de signos o síntomas de un posible riesgo para la salud pública RSI Artículo 27

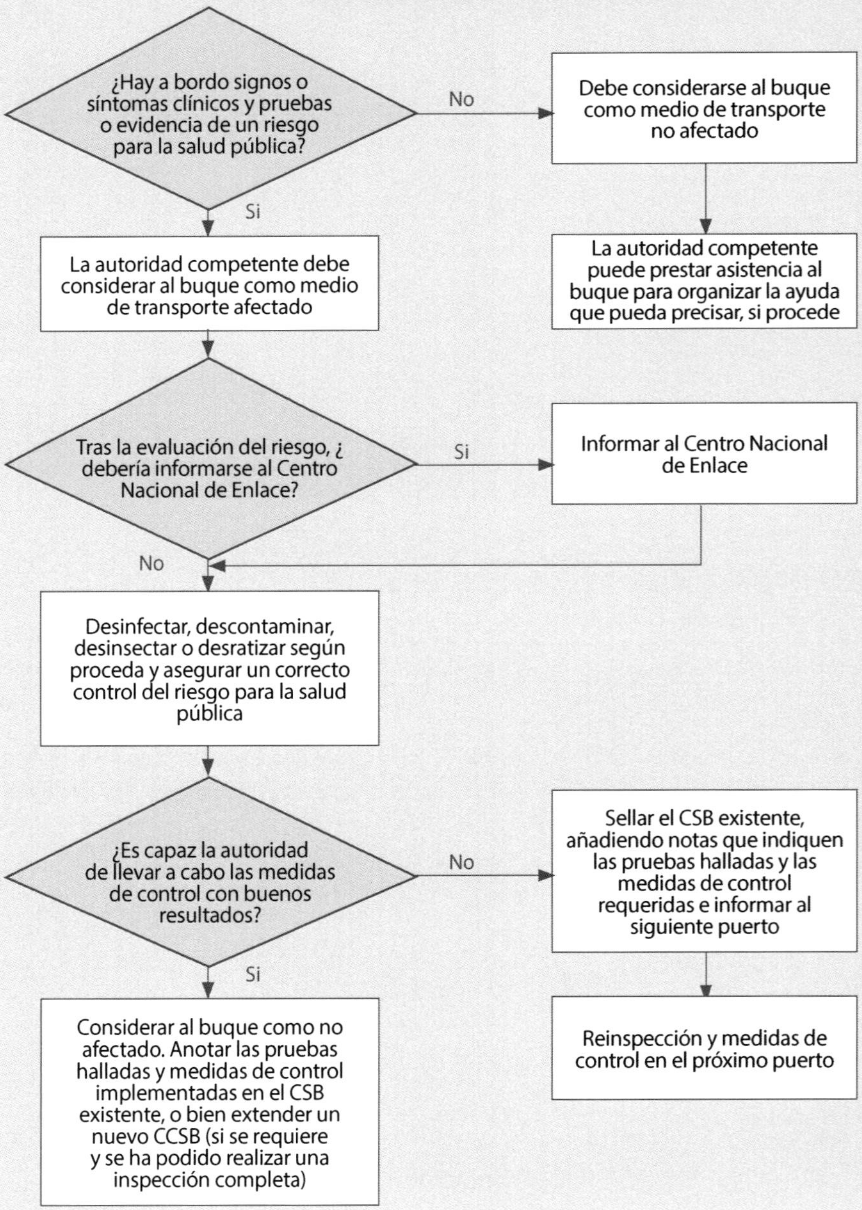

Anexo 3 Secuencia de inspección de áreas

Este anexo propone una secuencia de inspección de las áreas del buque para ser implementada e incluida en el manual de procedimientos. Se sigue un razonamiento de base: de las áreas limpias a las técnicas. Esta secuencia permite evitar la contaminación cruzada producida por los propios inspectores.
En algunas áreas de mayor complejidad, como las cocinas, los inspectores deberían mostrar buenas prácticas higiénicas usando ropa limpia desechable (por ejemplo, delantales, guantes o gorros).

Tabla A3.1
Propuesta de secuencia para la inspeccións

Zona	Área	Razonamiento
Zonas de alojamiento	Camarotes	Empezar por aquí la inspección del alojamiento
	Cocina, despensa y áreas de servicio	En principio más limpia que la despensa
	Despensa	En principio más limpia que los almacenes
	Almacenes	Cerca de la cocina y despensa
	Guarderías infantiles	Generalmente más sucias que las zonas de alimentos
	Instalaciones médicas	Siempre después de las áreas de alimentos para evitar la contaminación cruzada
	Piscinas, spas y saunas	En ocasiones son interiores, en otras en cubierta
	Otras áreas/servicios	La zona de la lavandería normalmente está más limpia que la zona de residuos
	Residuos (sólidos y sanitarios)	Es el área más sucia de las zonas de alojamiento, a veces situada en cubierta
Zona de máquinas	Sala de máquinas	Inspección superficial
	Agua potable	Generalmente, en la sala de máquinas
	Aguas residuales	Generalmente, en la sala de máquinas
	Tanques de lastre	Acceso desde la sala de máquinas por la conducción, desde la cubierta o los compartimentos de carga
Zona exterior	Bodegas de carga	Exteriores
	Agua estancada	En la cubierta

Anexo 4 Equipos de protección personal para inspectores y personal a bordo

La siguiente tabla es un listado del equipo de protección personal (EPP) que debería estar disponible para el personal del buque y para los inspectores. Para los inspectores, la tabla indica si deberían llevar el EPP durante una inspección normal o durante la investigación de un brote.

Tabla A4.1
Equipos de protección personal disponibles para el personal a bordo y los inspectores

Artículo	Inspector durante una inspección normal	Inspector durante la investigación de un brote epidémico
Casco de seguridad	X	X
Redecilla de pelo	X	
Gafas de seguridad o careta	X	
Protección auditiva	X	
Mascarilla		X FFP3 estándar
Guantes de trabajo (por ejemplo, de cuero)	X	
Guantes de goma	X	X
Delantal de cocina	X	
Delantal impermeable	X	
Mono desechable		X
Desinfectante de manos	X	X
Chaleco o chaqueta de alta visibilidad	X	
Chaleco salvavidas inflable	X	
Calzado de seguridad con suela antideslizante y antichispas	X	
Repelentes de insectos, en algunas áreas	X	

Anexo 5 Equipo técnico de apoyo en las inspecciones de buques

La siguiente tabla enumera el equipo técnico que podría estar disponible para los inspectores con el fin de ayudarles a inspeccionar el buque. Asimismo indica si los inspectores deberían utilizar el equipo durante una inspección normal o si es más apropiado para su uso durante la investigación de un brote.

Tabla A5.1
Equipo técnico de apoyo para los inspectores de buques

Artículo	Inspector durante una inspección normal	Inspector durante la investigación de un brote epidémico	Función
Linterna (idealmente a prueba de explosiones)	X	X	El diseño a prueba de explosión puede ser útil en algunas áreas.
Termómetro calibrado con sonda para alimentos (de contacto o de infrarrojos)	X	X	Para medir la temperatura de los alimentos. Los termómetros de infrarrojos permiten evitar el contacto directo.
Aerosol indicador de insectos	X	X	Hace salir a las cucarachas de sus escondrijos.
Tela blanca	X	X	Para la búsqueda de insectos (por ejemplo, pulgas).
Cinta adhesiva de doble cara	X	X	Para la detección de insectos rastreros.
Sellos y timbres	X	X	Para certificar.
Bolígrafo, tablilla y cuaderno	X	X	Para facilitar la cumplimentación de formularios.
Diccionario	X	X	Para facilitar la comunicación entre el personal del buque y el inspector.
Estuche de destornilladores	X	X	Para abrir dispositivos si la inspección lo requiere.
Equipo de primeros auxilios	X	X	Para la seguridad personal.
Ordenador e impresora portátiles	X	X	Pueden servir para imprimir certificados o listados directamente desde una base de datos o programa.
Regla plegable o cinta métrica	X		Por ejemplo, para medir el tamaño de espacios u otras medidas.
Lápiz de humo u otros dispositivos generadores de humo	X	X	Para probar las campanas extractoras u otros sistemas de ventilación.
Linterna de luz UV	X	X	Para detectar contaminación con orina humana o de roedores.

Artículo	Inspector durante una inspección normal	Inspector durante la investigación de un brote epidémico	Función
Equipo de análisis de agua, que incluye: • pH-metro • termómetro • sensor de conductividad • prueba de cloro • prueba de dureza • prueba de turbidez	X	X	Para valorar el riesgo de contaminación del sistema de agua potable de a bordo y las medidas de desinfección tomadas
Equipo de toma de muestras de agua: • tenazas y llave hexagonal • quemador de gas • aerosol de etanol al 70% • toallitas de papel desechables	X	X	Herramientas necesarias para la toma de muestras de agua de calidad apropiada para los análisis.
Botellas de vidrio estériles con tiosulfato sódico	X	X	Para el análisis microbiológico del agua.
Hisopo detector de proteínas	X		Para valorar si la limpieza de superficies es adecuada (por ejemplo, en cocinas).
Recipientes de muestras para: • muestras de orina y heces • muestras de sangre • torundas, hisopos o frotis • muestras de alimentos		X	Para la recogida de muestras de distinta procedencia (por ejemplo, de agua, de alimentos, humanas, de superficies o de equipos).
Cámara fotográfica (mejor si es digital)	X	X	Para registrar las pruebas.

Por razones de seguridad, y para facilitar el acceso al buque, el material señalado debe guardarse en una mochila u otro contenedor apropiado.

Anexo 6 Modelo de documentos para la inspección de buques

Esta sección proporciona un listado de documentos que es necesario que estén disponibles durante la inspección. Este listado deberían enviarlo las autoridades antes de que el buque llegue al puerto, con el fin de facilitar la preparación de la inspección.

Tabla A6.1
Lista de modelos de certificados y documentos para la inspección sanitaria de buques

Categoría	Nombre	Nota
A Documentos relacionados con el RSI	Declaración marítima de sanidad	RSI, anexo 8
	Certificado de control de sanidad a bordo	RSI, anexo 3
	Certificado de exención de control de sanidad a bordo	
	Prórroga del certificado de control de sanidad a bordo	
	Certificado internacional de vacunación o profilaxis	RSI, anexo 6
B Otros documentos del Convenio de la OMI para facilitar el tráfico marítimo internacional, 1965 (edición corregida de 2006), que podrían solicitarse para la evaluación de riesgos de salud pública	Declaración general	http://www.imo.org/Facilitation/mainframe.asp?topic_id=396
	Declaración de carga	http://www.imo.org/Facilitation/mainframe.asp?topic_id=396
	Declaración de provisiones del buque	http://www.imo.org/Facilitation/mainframe.asp?topic_id=396
	Lista de la tripulación	http://www.imo.org/Facilitation/mainframe.asp?topic_id=396
	Lista de pasajeros	http://www.imo.org/Facilitation/mainframe.asp?topic_id=396
	Declaración de mercancías peligrosas	http://www.imo.org/Facilitation/mainframe.asp?topic_id=396
	Certificado internacional de prevención de la contaminación por aguas residuales	
	Plan de gestión de basuras	Todos los buques de 400 toneladas o más de arqueo bruto, así como aquellos que estén autorizados a transportar a 15 o más personas, deben disponer de un plan de gestión de basuras que la tripulación debe cumplir: http://www.imo.org/Facilitation/mainframe.asp?topic_id=396
	Libro de registro de basuras	Igual que casilla superior http://www.imo.org/Facilitation/mainframe.asp?topic_id=396
	Declaración de efectos de la tripulación	http://www.imo.org/Facilitation/mainframe.asp?topic_id=396
	Documento requerido por el Convenio Postal Universal (para el correo)	De no existir dicho documento, los paquetes postales (número y peso) deben figurar en la declaración de carga.
	Otros	
C Otros planes de gestión de la higiene a bordo	Plan de seguridad del agua (o plan de gestión del agua)	
	Informe de análisis del agua potable	
	Plan de gestión de residuos	
	Plan de gestión de la seguridad alimentaria (incluye el registro de la temperatura de los alimentos)	

Continuación del anexo 6

Categoría	Nombre	Nota
C Otros planes de gestión de la higiene a bordo	Plan de control de vectores	
	Registro médico	
	Formulario OMI de aguas de lastre	
	Certificado de gestión de aguas de lastre	http://www.imo.org/about/conventions/listofconventions/pages/international-convention-for-the-control-and-management-of-ships'-ballast-water-and-sediments-(bwm).aspx
	Libro de registro de aguas de lastre	http://www.imo.org/about/conventions/listofconventions/pages/international-convention-for-the-control-and-management-of-ships'-ballast-water-and-sediments-(bwm).aspx
	Otros	

Anexo 7 Formulario de informe de pruebas

La tabla A7.1 es un ejemplo de un Formulario de informe de pruebas. Este formulario enumera las pruebas encontradas, las muestras obtenidas y la documentación revisada, así como las medidas de control o las acciones correctivas necesarias después de la inspección del buque, y complementa el Certificado de sanidad a bordo (CSB).

Cuando se adjunte al CSB, cada página del presente documento debe llevar la fecha, la firma y el sello de la autoridad que lo expide. En caso de adjuntarse este formulario a un CSB ya existente, debe mencionarse en el CSB (p. ej., mediante un sello).

Tabla A7.1
Formulario de informe de pruebas

<table>
<tr><td colspan="4">Formulario de informe de pruebas
Este formulario de informe de pruebas complementa el Certificado de sanidad a bordo (CSB) y proporciona una lista de las pruebas halladas y las medidas de control que deben ser adoptadas.
Cuando se adjunte al CSB, cada página del presente documento debe llevar la fecha, la firma y el sello de la autoridad que lo expide. En caso de adjuntarse este formulario a un CSB ya existente, debe mencionarse en dicho CSB (p. ej., mediante un sello).</td></tr>
<tr><td colspan="2">Nombre del buque y número OMI o matrícula:</td><td colspan="2">Nombre y firma del oficial responsable a bordo:</td></tr>
<tr><td colspan="2">Nombre de la autoridad expedidora:</td><td colspan="2">Fecha efectiva de la inspección (dd/mm/aaaa):</td></tr>
<tr><td colspan="2">Fecha del CSB al que hace referencia: (dd/mm/aaaa):</td><td colspan="2">CSB expedido en el puerto de:</td></tr>
<tr><td colspan="4">Indíquense las áreas que <u>no</u> han sido objeto de inspección</td></tr>
<tr><td>o Camarotes</td><td>o Cocina, despensa y áreas de servicio</td><td>o Almacenes</td><td>o Guarderías</td></tr>
<tr><td>o Instalaciones médicas</td><td>o Piscinas/espás</td><td>o Desechos sólidos y sanitarios</td><td>o Sala de máquinas</td></tr>
<tr><td>o Agua potable</td><td>o Aguas residuales</td><td>o Aguas de lastre</td><td>o Bodegas</td></tr>
<tr><td>o Otras (p. ej., lavandería)</td><td colspan="3"></td></tr>
<tr><td>Detección de eventos sanitarios a bordo</td><td>o si</td><td colspan="2">o no</td></tr>
</table>

Código de prueba	Prueba encontrada (breve descripción según lista de verificación de la OMS; trazar una línea debajo de cada prueba para asegurar que están claramente separadas)	Medidas que se deberán aplicar	Requerida	Recomendada	Medidas aplicadas correctamente (sello y firma de la autoridad que realiza la reinspección)

Nombre del inspector responsable:	Firma del inspector responsable:	Sello de la autoridad expedidora:	Página.. De ....

OMI, Organización Marítima Internacional; CSB, Certificado de sanidad a bordo; OMS, Organización Mundial de la Salud.

Anexo 8 Instrucciones para cumplimentar el Formulario de informe de pruebas

1. En la parte superior del formulario debe indicarse la siguiente información:
- Nombre del buque y número de la Organización Marítima Internacional (OMI) o matrícula
- Nombre y firma del oficial responsable a bordo
- Nombre de la autoridad expedidora
- Fecha de la inspección realizada
- Fecha del Certificado de sanidad a bordo (CSB) al que hace referencia el Formulario de informe de pruebas y
- Puerto en el que se expidió dicho certificado.

2. Las áreas que no han sido objeto de inspección deben figurar en la lista de verificación.

3. Otros datos del formulario:

1ª columna, "Código de prueba":	Código de prueba tal y como se indica en la lista
2ª columna, "Prueba encontrada":	Breve descripción de la prueba encontrada como se indica en la lista
3ª columna, "Medidas que se deberán aplicar":	Descripción de las medidas de control que deben aplicarse (usar palabras sencillas, como se indica en la lista)
4ª columna, "Requerida":	Indique con una "X" si la medida que se debería tomar es un requisito
5ª columna, "Recomendada":	Indique con una "X" si la medida que se debería tomar es solo una recomendación
6ª columna, «Medidas aplicadas correctamente":	Esta columna está reservada para la autoridad que realiza la reinspección. Solo las medidas tomadas correctamente pueden llevar el sello y la firma de la autoridad competente que realiza la reinspección. En caso contrario, la correcta realización de la medida debe verificarse con una nueva inspección. Con el fin de distinguir las pruebas y sus correspondientes medidas, las pruebas deben separarse mediante líneas horizontales.

Debe ponerse en la parte inferior de cada página del formulario el nombre y firma del inspector, el sello de la autoridad competente, el número de página y los comentarios pertinentes.

Referencias y fuentes

CAC (Comisión del Codex Alimentarius) (2003).Código internacional recomendado de prácticas – Principios generales de higiene de los alimentos (incorpora el sistema de Análisis de Puntos Críticos de Control [APPCC] y directrices para su aplicación), CAC/RCP 1-1969, Rev. 4-2003. Roma, CAC.

CAC (Comisión del Codex Alimentarius) (2004). Código de práctica de higiene para la leche y los productos lácteos, CAC/RCP 57. Roma, CAC.

CDC (Centros para el Control y la Prevención de Enfermedades). Vessel Sanitation Program. National Center for Environmental Health. Atlanta, CDC

(http://www.cdc.gov/nceh/vsp).

Comisión de Helsinki (1990). HELCOM Recommendation 11/10: Guías para el cálculo de la capacidad del sistema de alcantarillado en los buques de pasaje. Helsinki, Comisión de Helsinki.

OIT (Organización Internacional del Trabajo) (2006). Convenio sobre el trabajo marítimo, 2006. Ginebra, OIT.

OMI (Organización Marítima Internacional) (1978). Anexo IV: Reglas para prevenir la contaminación por las aguas sucias de los buques, y resoluciones MEPC.2(VI) y MEPC.115(51) pertinentes. En: Convenio internacional para prevenir la contaminación de los buques, 1973 (modificado, 1978) (MARPOL 73/78). Londres, OMI.

OMI (Organización Marítima Internacional) (1978). Anexo V: Reglas para prevenir la contaminación por basuras de los buques. En: Convenio internacional para prevenir la contaminación de los buques, 1973 (modificado, 1978) (MARPOL 73/78). Londres, OMI.

OMI (Organización Marítima Internacional) (1982). Guía de primeros auxilios en caso de accidentes relacionados con mercancías peligrosas (MFAG). Londres, OMI.

OMI (Organización Marítima Internacional) (1995). Funciones de emergencia, seguridad ocupacional, atención medica y supervivencia. En: Convenio internacional sobre normas de formación, titulación y guardia de la gente del mar, 1978 (modificado, 1995). Londres, OMI.

OMI (Organización Marítima Internacional) (1996). Resolución MEPC.70(38) Directrices para la elaboración de planes de gestión de basuras. Londres, OMI.

OMI (Organización Marítima Internacional) (1997). Resolución A.868(20) Directrices para el control y la gestión del agua de lastre de los buques a fin de reducir al mínimo la transferencia de organismos acuáticos perjudiciales y agentes patógenos. Londres, OMI.

OMI (Organización Marítima Internacional) (1997). Resolución MEPC.76(40) Especificación normalizada para los incineradores de a bordo. Londres, OMI.

OMI (Organización Marítima Internacional) (2000). Guías para garantizar la adecuación de las instalaciones portuarias receptoras de desechos. Londres, OMI.

OMI (Organización Marítima Internacional) (2004). Convenio internacional para el control y la gestión del agua de lastre y los sedimentos de los buques. Londres, OMI.

OMI (Organización Marítima Internacional) (2006). Anexo 5: Certificados y documentos que deben llevarse a bordo de los buques. En: Convenio para facilitar el tráfico marítimo internacional, 1965 (revisado, 2006). Londres, OMI.

OMI (Organización Marítima Internacional) (2008). Guía para la aplicación uniforme del Convenio BWM. Londres, OMI.

ISO (Organización Internacional de Normalización)(2002). ISO 15748-1:2002 Embarcaciones y tecnología marina. Suministro de agua potable en buques y estructuras marinas. Ginebra, ISO.

ISO (Organización Internacional de Normalización) (2006). ISO 19458:2006 Calidad del agua. Muestreo para el análisis microbiológico. Ginebra, ISO.

ISO (Organización Internacional de Normalización) (2008). ISO 14726:2008 Embarcaciones y tecnología marina, Colores identificativos para el contenido de sistemas de tuberías. Ginebra, ISO.

ISO (Organización Internacional de Normalización), IEC (Comisión Internacional Electrotécnica) (2005). ISO/IEC 17025:2005 Requisitos generales para la competencia de los laboratorios de ensayo y calibración. Ginebra, ISO/IEC.

OMS (Organización Mundial de la Salud) (1999). Gestión segura de los desechos en las actividades de atención a la salud. Ginebra, OMS.

OMS (Organización Mundial de la Salud) (2007). Guía médica internacional para buques (tercera edición). Ginebra, OMS.

OMS (Organización Mundial de la Salud) (2008). Guías para la calidad del agua potable. Ginebra, OMS.

OMS (Organización Mundial de la Salud) (2011). Guía de sanidad a bordo, tercera edición. Ginebra, OMS.